Das Frühchen-Buch

Das Frühchen-Buch

Schwangerschaft, Geburt,
das reife Neugeborene, das Frühgeborene –
praktische Tipps für Eltern

von Werner Garbe

31 Abbildungen

5. neubearbeitete Auflage

2008
Georg Thieme Verlag
Stuttgart · New York

Dr. med. Werner Garbe
St.-Marien-Hospital
Perinatalzentrum Level I
Neonatologie
Robert-Koch-Straße 1
53115 Bonn

*Bibliografische Information
der Deutschen Bibliothek*

Die Deutsche Bibliothek verzeichnet diese Publikation in der Deutschen Nationalbibliografie; detaillierte bibliografische Daten sind im Internet über *http://dnb.ddb.de* abrufbar.

© 2008 Georg Thieme Verlag
Rüdigerstraße 14
70469 Stuttgart

Printed in Germany

Umschlaggrafik: Martina Berge,
Erbach-Ernsbach
Satz: epline, Kirchheim unter Teck
Druck und Bindung: Offizin Andersen Nexö
 Leipzig GmbH, Zwenkau

ISBN 978-3-13-104565-2   1 2 3 4 5 6

Wichtiger Hinweis: Wie jede Wissenschaft ist die Medizin ständigen Entwicklungen unterworfen. Forschung und klinische Erfahrung erweitern unsere Erkenntnisse, insbesondere was Behandlung und medikamentöse Therapie anbelangt. Soweit in diesem Buch eine Dosierung oder eine Applikation erwähnt wird, darf der Leser zwar darauf vertrauen, dass Autoren, Herausgeber und Verlag große Sorgfalt darauf verwandt haben, dass diese Angabe dem **Wissensstand bei Fertigstellung des** Buches entspricht.

Für Angaben über Dosierungsanweisungen und Applikationsformen kann vom Verlag jedoch keine Gewähr übernommen werden. **Jeder Benutzer ist angehalten,** durch sorgfältige Prüfung der Beipackzettel der verwendeten Präparate und gegebenenfalls nach Konsultation eines Spezialisten festzustellen, ob die dort gegebene Empfehlung für Dosierungen oder die Beachtung von Kontraindikationen gegenüber der Angabe in diesem Buch abweicht. Eine solche Prüfung ist besonders wichtig bei selten verwendeten Präparaten oder solchen, die neu auf den Markt gebracht worden sind. **Jede Dosierung oder Applikation erfolgt auf eigene Gefahr des Benutzers.** Autoren und Verlag appellieren an jeden Benutzer, ihm etwa auffallende Ungenauigkeiten dem Verlag mitzuteilen.

Geschützte Warennamen (Warenzeichen) werden **nicht** besonders kenntlich gemacht. Aus dem Fehlen eines solchen Hinweises kann also nicht geschlossen werden, dass es sich um einen freien Warennamen handelt.

Das Buch einschließlich aller seiner Teile, ist urheberrechtlich geschützt. Jede Verwertung außerhalb der engen Grenzen des Urheberrechtsgesetzes ist ohne Zustimmung des Verlages unzulässig und strafbar. Das gilt insbesondere für Vervielfältigungen, Übersetzungen, Mikroverfilmungen und die Einspeicherung und Verarbeitung in elektronischen Systemen.

Meiner Frau Sabine und
unseren Kindern Caroline, Juliane
und Christian gewidmet

Inhalt

Vorwort *IX, XI*

1 Die Schwangerschaft *1*

2 Die Geburt *17*

3 Das reife Neugeborene *23*

4 Das Frühgeborene *49*

5 Allgemeines *107*
5.1 Tipps aus der Praxis *107*
5.2 Weiterführende Literatur *115*
5.3 Adressen und Telefonnummern *115*
5.4 Einige Internetadressen *117*

Sachverzeichnis *119*

Vorwort zur 5. Auflage

Vor mehr als zehn Jahren wurde die Idee zu einem Buch geboren, das sich besonders an Eltern wendet und in allgemeinverständlicher Sprache das Thema „Frühgeborene" abhandelt. So entstand „Das Frühchen-Buch", welches nun schon in der fünften, aktualisierten Auflage vorliegt.

Ich möchte mich ganz herzlich bei allen Kolleginnen und Kollegen, Schwestern und Pflegern, den Eltern von zu früh geborenen Kindern und nicht zuletzt bei den Rezensenten für die häufig positive, aber stets konstruktive Kritik bedanken.

Ich versichere Ihnen, dass Ihre Hinweise, soweit es mir bzw. dem Verlag möglich war, in dieser Neuauflage umgesetzt worden sind.

Mein besonderer Dank gilt den Kolleginnen und Kollegen vom Thieme Verlag, mit denen mich nun schon eine über zehnjährige, stets konstruktive Zusammenarbeit verbindet.

Bonn, im Oktober 2007   Werner Garbe

Vorwort

Die Neonatologie, deren Aufgabe die Behandlung und Betreuung von Frühgeborenen und Risikoneugeborenen ist, ist noch eine sehr junge Fachdisziplin. Trotzdem ist es in den letzten Jahren in Zusammenarbeit mit den Geburtsmedizinern, den Perinatologen, gelungen, die Säuglingssterblichkeit und insbesondere die der sehr unreifen Frühgeborenen deutlich zu senken. Parallel dazu gelingt es immer besser, den sehr kleinen Frühgeborenen nicht nur das Überleben, sondern ein Überleben ohne wesentliche Beeinträchtigung zu ermöglichen.

Diese Erfolge der Neonatologie/Perinatologie sind mit einem nicht unerheblichen personellen aber vor allem medizin-technischen und damit ökonomischen Aufwand verbunden. Dabei könnte der Eindruck entstehen, dass nicht das Kind und seine Eltern, sondern die Technik im Mittelpunkt des Geschehens steht.

Mit diesem Buch, das insbesondere an Eltern und die, die es werden wollen, adressiert ist, möchte ich einen Einblick in die Problematik des Frühgeborenen geben und darstellen, dass diese nicht erst mit der Geburt des Frühchens beginnt.

Trotz des Einsatzes der modernen Technik und hochwirksamer Medikamente führen die Bemühungen um Leben und Gesundheit des Kindes nicht immer zum Erfolg, so dass auch der Problemkreis Behinderung und Tod Berücksichtigung findet.

Besonders wichtig erscheint mir darauf hinzuweisen, dass es durchaus möglich ist, die Eltern sehr zeitig in die Betreuung ihres Kindes, eines sehr kleinen Frühgeborenen, einzubeziehen, sie sich wirklich als Eltern fühlen zu lassen.

Damit sind aber auch viele „Unbequemlichkeiten" verbunden. Die kompetenten Eltern sind aufgeklärte Eltern. Sie wollen wissen, warum die Blutentnahme heute erfolgen muss und nicht erst in drei Tagen, welche Nebenwirkungen dieses oder jenes

Medikament hat und weshalb ihr Baby geweckt wird, wo es doch noch gar keinen Hunger zu haben scheint.

Das Anliegen, das dieses Buch verfolgt, ist einerseits, auf diese und viele andere Fragen, die sich um ein Frühgeborenes ranken, verständliche Antworten zu geben. Andererseits sollten die Eltern ermutigt werden, den behandelnden Ärzten auch unbequeme, kritische Fragen hinsichtlich Schwangerschaft, Geburt und Betreuung des Kindes zu stellen.

Ich möchte mich an dieser Stelle bei allen, die mich bei der Fertigstellung dieses Buches unterstützt haben, recht herzlich bedanken.

Mein besonderer Dank gilt Frau Dr. Bliestle von der Dr. Karl Thomae GmbH, und dem Thieme Verlag.

Bonn, im Dezember 1996   Werner Garbe

1 Die Schwangerschaft

❓ Die Regelblutung, ansonsten immer zeitgerecht eingetreten, bleibt schon seit zwei Wochen aus. Schwanger? Wann sollte die Frau erstmals den Frauenarzt aufsuchen?

Bleibt die Regelblutung nach zwei Wochen aus und ist eine Schwangerschaft wahrscheinlich, dann sollte der Besuch des Frauenarztes nicht hinausgezögert werden. Er wird mittels eines Schwangerschaftstests und einer Ultraschalluntersuchung feststellen, ob eine Schwangerschaft vorliegt oder eine andere Ursache für das Ausbleiben der Regelblutung verantwortlich ist.

Bei Bestätigung einer Schwangerschaft wird der Schwangeren ein „Mutterpass" ausgestellt (Abb. 1.1).

❓ Welche Untersuchungen führt der Frauenarzt in der Frühschwangerschaft durch?

Neben der körperlichen Untersuchung, einschließlich Blutdruckmessung und Gewichtsbestimmung, werden auch Blutuntersuchungen und eine Ultraschalluntersuchung durchgeführt.

Sämtliche Untersuchungsbefunde werden in den Mutterpass eingetragen.

❓ Welche Parameter werden aus welchem Grund aus dem Blut bestimmt?

Es wird ein Blutbild angefordert, um zu erkennen, ob ausreichend roter Blutfarbstoff (Hämoglobin) im Körper vorhanden ist oder eine Blutarmut (Anämie) vorliegt. Außerdem können die

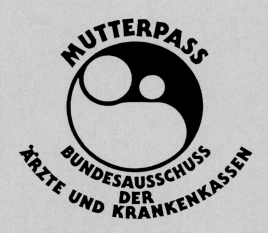

Abb. 1.1   Mutterpass

weißen Blutkörperchen (Leukozyten), sollten sie den Normbereich verlassen, Hinweise auf eine Infektion geben.

Die Bestimmung der Blutgruppe einschließlich des Rhesusfaktors und die Suche nach im Blut vorhandenen Antikörpern (Antikörpersuchtest) ist notwendig, weil sich aus den Untersuchungsergebnissen Konsequenzen für die weitere Betreuung der Schwangeren ergeben können (siehe nächste Frage).

Zusätzlich wird überprüft, ob die Frau ausreichend Abwehrstoffe (Antikörper) gegen Röteln besitzt. Ferner werden Untersuchungen hinsichtlich Erkrankungen wie Lues (eine Geschlechtskrankheit) und Hepatitis B (eine Art der infektiösen Gelbsucht), unter bestimmten Voraussetzungen auch bezüglich Listeriose, Toxoplasmose und Zytomegalie durchgeführt. Außerdem wird ein Clamydienabstrich vorgenommen, denn die Clamydien sind der häufigste Erreger bei Infektionen im unteren Genitaltrakt der Frau. Ein AIDS-Test wird angeraten.

Die Schwangere hat eine Blutgruppe mit negativem Rhesusfaktor und es sind Antikörper im Blut vorhanden. Wie kommen die Antikörper ins Blut?

Zuerst müssen die Antikörper genau identifiziert werden. Handelt es sich um Antikörper gegen den Rhesusfaktor (Anti-D), welche die häufigsten sind, dann sind diese wahrscheinlich die Folge einer früheren Schwangerschaft mit Geburt eines rhesusfaktorpositiven (RH-positiv) Kindes.

Allerdings ist es auch möglich, dass diese Antikörper nach einer Schwangerschaftsunterbrechung oder einer Fehlgeburt gebildet worden sind.

Aus diesem Grunde ist es gesetzlich vorgeschrieben, dass alle rhesusfaktornegativen Frauen nach einer Schwangerschaftsunterbrechung, nach einer Fehlgeburt oder nach der Geburt eines rhesusfaktorpositiven Kindes innerhalb von 72 Stunden ein Anti-D-Immunglobulin (z. B. Rhesogam) gespritzt bekommen müssen.

❓ Was geschieht, wenn trotz der erfolgten Gabe eines Anti-D-lmmunglobulins Antikörper bei der Schwangeren nachweisbar sind?

In diesem Falle ist der Antikörpersuchtest auf jeden Fall zu wiederholen und es sollte angestrebt werden, den vorhandenen Antikörper genau zu identifizieren.

Handelt es sich im mütterlichen Blut um Anti-D-Antikörper, dann sollte die Schwangerschaft sehr streng überwacht werden.

Unter Umständen ist die Betreuung bei einem Spezialisten anzuraten, denn diese Antikörper könnten Gefahr für das ungeborene Kind bedeuten.

❓ Auf wie viele Ultraschalluntersuchungen hat die Schwangere ein Anrecht und in welcher Schwangerschaftswoche werden sie durchgeführt?

Entsprechend den Mutterschaftsrichtlinien sind drei Ultraschalluntersuchungen verpflichtend. Sie werden in der Frühschwangerschaft (Woche 9 – 12), in der 19. – 22. Woche und zwischen der 29. und 32. Schwangerschaftswoche durchgeführt.

Schädliche Wirkungen des Ultraschalls auf die Schwangere und das Ungeborene sind bisher nicht bekannt.

❓ Mit dem ersten „Kontakt" zum noch ungeborenen Kind mit Hilfe des Ultraschallgerätes ergeben sich viele Fragen. Wird es gesund sein? Ähnelt das Kind mehr dem Vater oder mehr der Mutter oder sieht es gar dem Großvater ähnlich?

Die Fragen nach den Ähnlichkeiten lassen sich natürlich nicht beantworten.

Mit frühen Ultraschalluntersuchungen kann der Frauenarzt aber den wahrscheinlichen Geburtstermin und damit das Schwangerschaftsalter recht genau festlegen. Viel genauer, als es zu einem späteren Zeitpunkt in der Schwangerschaft je möglich ist. Man kann die Anzahl der Föten (ungeborenes Kind) erkennen und sagen, ob Zwillinge oder gar Drillinge zu erwarten sind. Des Weiteren ist es möglich, bestimmte Fehlbildungen

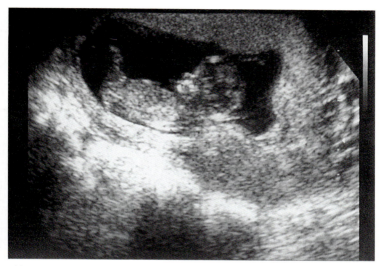

Abb. 1.2   Ultraschalldarstellung eines Embryos der 11./12. Schwangerschaftswoche.

beim Föten auszuschließen. Ein offener Rücken (Myelomeningozele), Fehlbildungen an Armen und Beinen aber auch Anomalien am Herzen und der Niere sind zu diesem Zeitpunkt mit Hilfe des Ultraschalles gut zu erkennen (Abb. 1.2 und 1.3).

Bei der dritten Ultraschalluntersuchung kontrolliert der Frauenarzt, ob sich der Fötus zeitgerecht entwickelt, ob er gut gewachsen ist und ob der Mutterkuchen (Plazenta) seine Funktion, nämlich die Versorgung des Fötus, noch in ausreichendem Maße erfüllt (Abb. 1.4).

Durchblutungsstörungen der Plazenta können dazu führen, dass der Fötus im Mutterleib nicht mehr zunimmt oder gar abstirbt.

❓ Was ist zu tun, wenn eine Blutung auftritt?

Im Falle einer Blutung sollte die Schwangere unverzüglich Kontakt mit ihrem Frauenarzt aufnehmen, ist dieser nicht erreichbar, mit einer Frauenklinik in ihrer Nähe.

1 Die Schwangerschaft

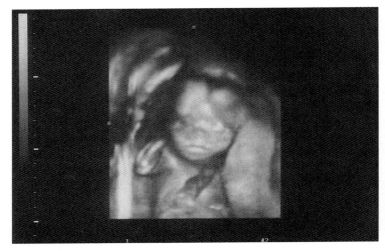

Abb. 1.3 Ultraschall 3-D-Darstellung mit 20 SSW.

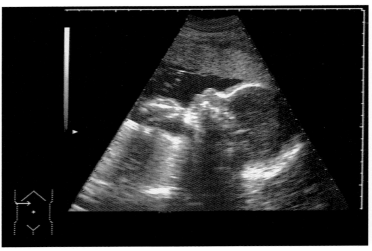

Abb. 1.4 Ultraschallbild eines Fötus der 30./31. Schwangerschaftswoche mit Profildarstellung des Gesichtes.

Der Frauenarzt wird die Ursache der Blutung abklären und die Schwangere über das weitere Vorgehen eingehend beraten.

Gegebenenfalls ist auch ein Aufenthalt im Krankenhaus notwendig.

❓ Medikamente, während der Schwangerschaft eingenommen, gelangen doch auch zum Kind. Welchen Einfluss können sie haben?

Ein grippaler Infekt oder auch eine Harnwegsentzündung kann natürlich auch während der Schwangerschaft auftreten. Eingenommene Medikamente wie auch Genussmittel gelangen über die Nabelschnur zum Kind. Aus diesem Grunde sollten Schwangere Medikamente jedweder Art nur nach Rücksprache mit ihrem behandelnden Frauenarzt einnehmen. Er wird dann Arzneien verordnen, die gegebenenfalls zum Kind übertreten können, aber keinen negativen Einfluss haben. Das gilt sowohl für Grippe- und Schmerzmittel als auch für Antibiotika.

❓ Gibt es besondere Vorsichtsmaßnahmen, wenn eine Schwangere z. B. wegen eines vorbestehenden Krampfleidens (Epilepsie) eine Langzeitbehandlung erhält, die auch in der Schwangerschaft nicht unterbrochen werden darf?

Da die Medikamente gegen Krämpfe mehr oder weniger stark die Blutgerinnung beeinflussen, sollte mit dem Arzt abgeklärt werden, ob die Medikamentenmenge (Dosis) reduziert werden oder aber auf ein „weniger problematisches" Medikament umgesetzt werden kann.

Wichtig ist auf jeden Fall, dass die Schwangere in den letzten vier Wochen vor der Entbindung täglich Vitamin K (für die Gerinnung wichtiges Vitamin) einnimmt.

Sollte diese Behandlung einmal nicht erfolgt sein, dann ist es dringend angeraten, das Kind nach der Geburt für vier Wochen täglich mit einer höheren Menge Vitamin K zu behandeln und nicht nur die übliche Vitamin-K-Prophylaxe (s. dort) durchzuführen.

? **Dass eine Schwangere „nicht für zwei" essen sollte und eine ausgewogene, vitaminreiche Kost empfohlen wird, ist hinlänglich bekannt. Auf welche Lebensmittel sollte eine Schwangere aber verzichten, um nicht Gefahr zu laufen, dem Föten zu schaden?**

Hier sind vor allem das rohe Fleisch (Tatar o. Ä.) und die aus roher Milch hergestellten Frischkäse zu nennen.

Auf diesem Wege können für den Föten lebensgefährliche Erreger (Toxoplasmen und Listerien) auf die Schwangere und den Föten übertragen werden. Für die Frau resultiert oft nur ein harmloser grippaler Infekt, für das ungeborene Kind kann es den Tod bedeuten oder aber bei einer Infektion unmittelbar vor dem Geburtstermin zu einer schwersten Erkrankung des Neugeborenen führen. Nicht selten versterben diese Kinder an der Infektion oder tragen lebenslange Behinderungen davon.

Des Weiteren ist Vorsicht beim Genuss von Leber und Leberwurst geboten, die infolge einer veränderten Tierfütterung häufig zu hohe Konzentrationen von Vitamin A enthält, welche bei wiederholter Aufnahme – besonders in der frühen Schwangerschaft – dem Kind gefährlich werden könnte.

? **Wo und wie können sich werdende Eltern über die Schwangerschaft und ihren Verlauf, die Geburt und die Versorgung eines Neugeborenen informieren, sich „fit" für ihr Baby machen?**

Die Eltern haben die Möglichkeit, Geburtsvorbereitungs- und Säuglingspflegekurse zu belegen, die von den meisten Geburtskliniken, aber auch von Gesundheitszentren, Geburtshäusern und Familienbildungsstätten angeboten werden.

Ferner bieten fast alle Frauenkliniken in regelmäßigen Abständen Informationsveranstaltungen an, bei denen ein Geburtshelfer und oft auch ein Kinderarzt/Neonatologe zu allen Fragen rund um die Geburt und das Neugeborene Rede und Antwort stehen.

Schließlich ist auch in den meisten Kliniken nach Absprache eine Kreißsaalbesichtigung möglich. Schauen Sie auch ins Internet, denn gerade dort präsentieren sich Geburtskliniken oft mit virtuellen Besichtigungstouren durch Kreißsaal, Patienten- und Neugeborenenzimmer.

? Müssen sich die Schwangeren in der von ihnen bevorzugten Entbindungsabteilung vorher anmelden?

Nein, das ist nicht notwendig und meist auch nicht planbar. Gibt es allerdings spezielle Probleme wie z. B. Zwillinge, Beckenendlage, Zuckererkrankung während der Schwangerschaft (Gestationsdiabetes) oder durch die Ultraschalluntersuchungen entdeckte Fehlbildungen, die unmittelbar nach der Geburt einer operativen Korrektur bedürfen, so sollte sich die Schwangere nach Rücksprache mit ihrem Frauenarzt zur Geburtsplanung in eine Frauenklinik überweisen lassen.

Bei Bedarf können zu diesem Gespräch ein Neonatologe und/ oder auch ein Kinderchirurg hinzugezogen werden.

? Dass sich das Baby im Mutterleib schon kräftig bewegen kann, merkt die Schwangere spätestens dann, wenn sie durch heftige Tritte gegen den Bauch am Schlafen gehindert wird. Können die Babys aber schon hören und sehen?

Ja, schon im Mutterleib sind die Kinder in der Lage, hell und dunkel zu differenzieren, wobei die Bauchwand als Filter fungiert.

Auch können die Kinder die Lieblingslieder, die die Eltern unter der Dusche oder in der Badewanne singen, später wiedererkennen, denn sie können sie hören.

Beim Wiedererkennen der Stimmen der Eltern nach der Geburt ist der Vater im Vorteil, denn die tieferen Frequenzen werden durch die Bauchwand und das Fruchtwasser besser übertragen.

? **Schon vor der 20. Schwangerschaftswoche ist ein Blasensprung eingetreten. Hat diese Schwangerschaft noch eine Chance, erfolgreich zu verlaufen?**

Bei jedem Blasensprung, egal in welcher Schwangerschaftswoche er eintritt, ist unbedingt der Frauenarzt aufzusuchen. Dieser wird die Schwangere nach Sicherung der Diagnose durch eine eingehende Untersuchung in eine Geburtsklinik einweisen.

Ist der Blasensprung vor der kompletten 20. Schwangerschaftswoche erfolgt, muss gemeinsam mit den werdenden Eltern, und zwar nach eingehender Aufklärung und Abwägung, festgelegt werden, ob die Schwangerschaft erhalten werden sollte oder ein Abbruch angezeigt ist.

Aus eigenen Erfahrungen wissen wir, dass viele Wochen nach extrem frühzeitigen Blasensprung sehr wohl gesunde, lebensfrische Kinder geboren werden können.

? **Wie ist das geburtshilfliche Vorgehen, wenn der Blasensprung in der zweiten Hälfte der Schwangerschaft, d. h. nach der 20. Schwangerschaftswoche, eintritt?**

Die Klinikeinweisung ist bei jedem Blasensprung unbedingt erforderlich.

Die zu ergreifenden Maßnahmen des Frauenarztes hängen im Wesentlichen davon ab, welches Schwangerschaftsalter erreicht ist, wie „reif" der Muttermundsbefund (Eingang zur Gebärmutter) ist, ob Wehentätigkeit vorliegt und ob es Anzeichen für eine Infektion gibt, die nicht selten Auslöser für eine Frühgeburt sein kann.

Das geburtshilfliche Management reicht dann von sofortiger Entbindung bis hin zur Verordnung von Bettruhe, dem Einsatz wehenhemmender Medikamente und Antibiotika.

Gegebenenfalls muss auch noch eine Lungenreifebehandlung (siehe Seite 15) eingeleitet werden.

Vereinfacht kann man sagen, dass in einer zeitigen Schwangerschaftswoche (vor der 28. Woche) eher versucht wird, noch diesen oder jenen Tag zu gewinnen, den das Kind im Mutterleib verbleiben kann. Dabei darf aber zu keinem Zeitpunkt ein übermäßiges Risiko für das Wohl von Mutter und Fötus eingegangen werden.

Die Entbindung entweder in der 24./25. Schwangerschaftswoche oder in der 28. Schwangerschaftswoche macht fast ebensolchen Unterschied bezüglich der Chance für das Baby, wie die Fahrt in einem „Trabant" gegenüber der mit einem Mercedes der S-Klasse.

Im Einzelfall werden der Frauenarzt und der Neonatologe mit der Schwangeren und ihrem Partner den weiteren Verlauf der Schwangerschaft besprechen, wobei nicht ein Schema, sondern die ganz individuelle Situation das Handeln bestimmt.

❓ Woran bemerkt die Schwangere, dass das „Baby" zu früh auf die Welt kommen will?

Vor dem errechneten Geburtstermin einsetzende Wehen, Unterbauchschmerzen, Blutungen oder gar ein vorzeitiger Blasensprung können Hinweiszeichen für Frühgeburtsbestrebungen sein und sollten einen unverzüglichen Besuch beim Frauenarzt zur Folge haben. Nur dort kann festgestellt werden, ob die aufgelisteten Probleme Anzeichen für eine Frühgeburt sind.

❓ Welche Ursachen für eine Frühgeburt gibt es?

Die Ursachen können sehr unterschiedlicher Natur sein.

Erkrankungen der Mutter wie z. B. Asthma, Zuckerkrankheit (Diabetes mellitus), Entzündungen jeder Art, aber auch Fehlbildungen der Gebärmutter können eine Frühgeburt nach sich ziehen.

Auch das Alter der Mutter und der Gebrauch oder Missbrauch von Nikotin und Alkohol spielen als Risikofaktor für eine Frühgeburt keine unwesentliche Rolle. Wir wissen, dass sehr junge Frauen unter 18 Jahren, aber auch ältere Erstgebärende über 35 Jahre zu Frühgeburten neigen.

❓ Die Infektion als häufige Ursache für Frühgeburtsbestrebungen wurde genannt. Wie kann eine Schwangere rechtzeitig bemerken, dass eine solche „im Anmarsch" ist? Kann man vorbeugend etwas tun?

Professor Saling (Erich-Saling – Institut für Perinatale Medizin e. V., Berlin, Internetseite im Anhang) hat ein Verfahren entwickelt, bei dem die Schwangere durch eine einfache, tägliche Selbstkontrolle des Säurewertes (pH-Wertes) in der Scheide rechtzeitig Hinweise auf eine beginnende Infektion erhält. In mehreren Studien konnte gezeigt werden, dass durch dieses Verfahren und die daraus resultierende rechtzeitige Behandlung von Infektionen die Frühgeborenenrate deutlich zu senken ist.

Nähere Informationen zu diesem Thema können Sie sowohl bei Ihrem Frauenarzt als auch auf der Internetseite des oben genannten Institutes erhalten.

❓ Welche Rolle spielt Stress als Auslöser einer Frühgeburt?

Beruflicher Stress, aber auch Probleme in der Partnerschaft, Arbeitslosigkeit und damit verbundene Geldsorgen oder Sorgen um Geschwisterkinder müssen als Ursache für Frühgeburtsbestrebungen Berücksichtigung finden.

❓ Die Liste der Ursachen für eine Frühgeburt ist, nach der Beantwortung der vorangehenden Fragen zu urteilen, sehr lang. Kann man im Einzelfall die Ursache konkret benennen?

Da zusätzlich auch beginnende Infektionen, gleich welcher Art, als Auslöser einer Frühgeburt infrage kommen, ist es häufig nicht möglich, die Ursache eindeutig zu klären.

Von ganz entscheidender Bedeutung ist aber, dass sich die Eltern nicht zusätzlich mit Schuldgefühlen plagen, denn dieser Stress ist der Vermeidung einer Frühgeburt nicht förderlich, ganz im Gegenteil.

❓ Kann eine drohende Frühgeburt noch aufgehalten werden?

Sucht eine werdende Mutter schon bei den leisesten Anzeichen für eine Frühgeburt ihren Frauenarzt oder eine Geburtsklinik auf, dann können die Frühgeburtsbestrebungen oft eingedämmt werden. Allerdings ist dazu, insbesondere vor der 32. Schwangerschaftswoche, eine stationäre Betreuung nötig.

❓ Welche Möglichkeiten der Verhinderung einer Frühgeburt stehen den Ärzten zur Verfügung?

Die einfachste Maßnahme, aber von den Schwangeren schwierig einzusehen, ist die konsequente Bettruhe.

Zusätzlich können bestimmte Beruhigungsmittel (z. B. Valium), die für das Baby ungefährlich sind, verabreicht werden.

Eine weitere Säule der Unterbrechung von Frühgeburtsbestrebungen ist die Hemmung der Wehen. Die dazu benötigten Medikamente können als Tabletten, gleichmäßig über den Tag verteilt, eingenommen werden oder sie werden mittels einer Infusion (Tropf) kontinuierlich direkt in die Vene gegeben.

❓ Was geschieht, wenn sich der Muttermund unter den Wehen schon etwas geöffnet hat?

In erster Linie müssen die Wehen unterbrochen werden. Ist das gelungen, dann wird der Geburtshelfer mit der Schwangeren bereden, in welcher Art ein zeitweiliger Verschluss des Muttermundes geschehen kann. Dafür stehen verschiedene Methoden zur Auswahl, die je nach aktuellem Befund Anwendung finden sollten.

Zu nennen ist hier zu allererst der Verschluss des Muttermundes mit einem kleinen Bändchen, die Cerclage.

❓ Klinikaufenthalt, Trennung von der Familie, Bettruhe, Medikamente, die außerdem das Herz zum Rasen bringen, und die Ungewissheit, was aus dem „kleinen Wurm" im Mutterleib wird, sind in keiner Weise geeignet, innerliche Ruhe aufkommen zu lassen, die aber für den weiteren Verlauf der Schwangerschaft von riesiger Bedeutung sein kann. Wer hilft der Schwangeren bei der Meisterung dieser Situation?

Der behandelnde Frauenarzt wird sich bemühen, durch größtmögliche Offenheit und uneingeschränkte Aufklärung, die Situation für die Frau etwas erträglicher zu machen.

In der Krankenhausroutine hat es sich als besonders günstig erwiesen, wenn der zuständige Neonatologe so früh wie möglich in die Betreuung der Schwangeren einbezogen wird.

Auf diese Weise erhält die Frau gleichzeitig Informationen über die Chancen des Kindes, falls es trotz aller Maßnahmen den Geburtstermin nicht abwarten kann.

Manchmal unterstützen uns auch Seelsorger, Sozialarbeiter oder Psychologen dabei, Tage zu gewinnen, die für das Überleben von Bedeutung sein können.

❓ Es ist bekannt, dass die Lunge bei Frühgeborenen noch nicht oder nur eingeschränkt in der Lage ist, den Körper mit Sauerstoff zu versorgen. Kann die Lungenfunktion unterstützt werden?

In der Tat erreicht die Lunge ihre volle Funktionsfähigkeit etwa mit 34/35 Schwangerschaftswochen, d. h. dann sind die Lungenbläschen ausreichend mit einem Oberflächenfaktor, dem Surfactant, ausgekleidet und die Lungenzellen, die Pneumozyten, in der Lage, den Gasaustausch zu vollziehen.

Durch die Gabe eines Kortisons, des Celestan, an die Mutter gelingt es, die Lungenreifung zu beschleunigen.

Allerdings sind mit dieser so genannten „Lungenspritze" nicht alle Probleme der Frühgeburt gelöst, aber es wurden günstigere Voraussetzungen für das Baby geschaffen, falls es doch zeitiger das Licht der Welt erblicken sollte.

❓ In welcher Schwangerschaftswoche kann mit der Lungenreifebehandlung begonnen werden und bis in welche Woche hinein ist sie sinnvoll?

Die Lungenreifebehandlung sollte zwischen vollendeten 24 Schwangerschaftswochen und vollendeten 34 Wochen durchgeführt werden. Nur in Ausnahmefällen wird man schon mit 23 Wochen die „Lungenspritze" verabreichen.

Der Abstand zwischen „Celestanspritze" und Geburt sollte 24–48 Stunden möglichst nicht unterschreiten, denn erst nach dieser Zeit ist ein optimaler Effekt auf die Lungenreife zu erwarten.

Da die Wirkung des Kortisons nach ca. 7–10 Tagen nachlässt, kann bei Fortbestehen der Frühgeburtsbestrebungen nach dieser Zeit eine einmalige Auffrischung der Lungenreife erfolgen. Allerdings nur dann, wenn die Verabreichung der ersten Gabe in einer sehr zeitigen Schwangerschaftswoche (23 bis 26 Wochen) notwendig war. Die noch vor einigen Jahren propagierten regelmäßigen Wiederholungsgaben sind zu unterlassen, da neben den ohne Frage positiven Effekten auf den Zustand des Kindes auch gravierende negative Wirkungen beschrieben wurden.

Unumstritten ist auch, dass trotz vorzeitigem Blasensprung, der schon einen günstigen Effekt auf die Lungenreife hat, eine Reifebehandlung erfolgen sollte.

❓ Ist es eigentlich egal, in welcher Geburtsklinik eine Schwangere mit Frühgeburtsbestrebungen behandelt wird?

Das Thema Frühgeborene ist auch in unserer Gesellschaft so wichtig geworden, dass sich der „Gemeinsame Bundesausschuss", ein Organ zur Qualitätssicherung im Gesundheitswesen, damit befasste und entsprechende Richtlinien herausgegeben hat.

Dort ist geregelt, welche Schwangeren mit welchem Risiko in welcher Einrichtung behandelt werden dürfen, aber auch welche personellen und strukturellen Merkmale diese Kliniken haben müssen.

Haben Sie z. B. die 36 Schwangerschaftswochen (SSW) vollendet und liegen keine zusätzlichen Risiken vor, dann sollten Sie bei Geburtsbestrebungen die nächstliegende Geburtsklinik aufsuchen.

Diese Klinik ist auch der erste Anlaufpunkt bei vorzeitigem Blasensprung, akuter Blutung oder zügiger vorzeitiger Eröffnung des Muttermundes unabhängig von der Schwangerschaftswoche. An Ort und Stelle wird dann vom Frauenarzt entschieden, welche Sofortmaßnahmen einzuleiten sind und ob eine Verlegung in ein Perinatalzentrum (PNZ) zu veranlassen ist, denn der Transport im Mutterleib ist und bleibt der schonendste Transport für das Kind. Ist aus medizinischer Sicht eine Verlegung der Schwangeren nicht mehr möglich (z. B. bei akuter Blutung aufgrund einer vorzeitigen Plazentalösung), dann kann ein Baby-Notarztteam aus einem Perinatalzentrum zur Versorgung des Kindes angefordert werden.

Für alle Schwangeren mit einer Schwangerschaftsdauer von unter 29+0 SSW stehen hoch spezialisierte Perinatalzentren Level I zur Verfügung, die so ausgerüstet sind, dass sie auch extrem unreife Frühgeborene mit zunehmend besserem Erfolg behandeln können. Auch für Patientinnen mit einer Risikoschwangerschaft (Diabetes mellitus, höhergradige Mehrlinge, angeborene Fehlbildungen, erbliche Erkrankungen, Blutgruppenunverträglichkeiten u. a.) sind diese Zentren die richtige Adresse.

Bei gutem Willen und entsprechender Organisation ist es sicher möglich, dass mehr als 90 % der sehr unreifen und ganz besonders der extrem unreifen Kinder (< 1000 g) in einem PNZ das Licht der Welt erblicken. Nur so haben sie die besten Voraussetzungen zu überleben und das in zunehmendem Maße, ohne wesentliche Handicaps davonzutragen (Klinikliste im Buch „Versorgung von Frühgeborenen in Deutschland" im Literaturanhang Seite 115).

Neben den höchstspezialisierten PNZ Level I und der „normalen Geburtsklinik" gibt es noch das PNZ Level II und die Perinatologischen Schwerpunkte, in denen Schwangere ab 29 bzw. 32 vollendeten Schwangerschaftswochen behandelt werden.

Lassen Sie sich rechtzeitig von Ihrem Frauenarzt beraten, wann Sie mit welchen Beschwerden welche Klinik kontaktieren sollten.

2 Die Geburt

? Wann beginnt die Geburt?

Die Geburt beginnt mit der regelmäßigen Wehentätigkeit und endet mit der „Geburt" des Mutterkuchens, der Plazenta.

? Muss eine Geburt immer in einer Frauenklinik erfolgen?

Nein, auch eine Hausgeburt oder eine Entbindung in einem Geburtshaus ist prinzipiell möglich. Sollten die werdenden Eltern ein solches Vorgehen wünschen, dann sollten sie es schon vor der Geburt mit der sie betreuenden Hebamme absprechen.
Alternativ dazu gibt es die ambulante Entbindung, bei der die Geburt in einer Frauenklinik erfolgt und die Mutter mit ihrem Kind die Klinik nach einigen Stunden wieder verlässt. Die Weiterbetreuung von Mutter und Kind geschieht durch die Hebamme.
Diese Art der Entbindung ist sicher aus neonatologischer und auch aus geburtshilflicher Sicht der Hausgeburt vorzuziehen, denn eintretende Probleme bei Mutter (z. B. Blutungen) und Kind (z. B. Sauerstoffmangel) können in der Klinik auf Grund der Ausstattung deutlich eher erkannt und besser beherrscht werden.

? Welche unterschiedlichen Möglichkeiten der Entbindung gibt es?

Das Angebot der Entbindungsmöglichkeiten ist sehr groß, wobei nicht in allen Kliniken alle Möglichkeiten angeboten werden.
Auf den Informationsveranstaltungen wird oft nach der Wasserentbindung, der Entbindung am Seil, auf dem Hocker oder im Vierfüßlerstand gefragt.

In der Praxis aber bekommen die meisten Frauen ihr Baby aus einer ganz normalen Rückenlage.

Bevorzugt die Schwangere einen speziellen Geburtsmodus, so sollte sie sich mit einer Hebamme in Verbindung setzen und überprüfen, ob dieser Modus auch für sie geeignet ist und in welcher Klinik er Anwendung findet.

Können ambulant tätige Hebammen in jedem Fall „ihre" Schwangere in der Geburtsklinik entbinden?

Nein, nicht in jeder Klinik sind ambulant tätige Hebammen zur Entbindung zugelassen.

Welche Möglichkeiten der Schmerzbekämpfung unter der Geburt gibt es?

Wird eine Unterbindung der Schmerzen unter der Geburt gewünscht, dann kann in der letzten Phase der Geburt eine örtliche Betäubung im Beckenbereich durchgeführt werden. Aber auch die so genannte Rückenmarksspritze (Periduralanästhesie, PDA), die natürlich nicht ins Rückenmark gespritzt wird, kann zum Einsatz kommen. Bei dieser Art der Anästhesie (Unterbindung der Schmerzen) wird ein dünner Schlauch (Katheter) in die Region um den Rückenmarkskanal eingeführt, über den das Betäubungsmittel gegeben wird und jederzeit nachgespritzt werden kann. Die Anästhesie (Schmerzfreiheit) umfasst nicht nur die Beckenregion, sondern auch die Beine. Allerdings ist davon nur das Empfinden (die Sensibilität) und nicht die Bewegung (die Motorik) betroffen. Entbindungen im Vierfüßlerstand oder auf dem Hocker sind also auch unter diesen Bedingungen möglich.

In einigen Geburtsabteilungen werden auch die Akupunktur und homöopathische Mittel angewendet.

❓ Kann der Vater des Kindes oder einer der nächsten Verwandten in jedem Fall bei der Entbindung anwesend sein?

Ja, bei der Spontangeburt.

Bei der Entbindung per Kaiserschnitt (Sectio caesarea) ist die Anwesenheit im Operationssaal noch nicht in allen Geburtsabteilungen gängige Praxis.

❓ Ist ständig ein Frauenarzt im Kreißsaal anwesend?

Nein, er ist nicht ständig anwesend, weil nicht ständig eine Kreißende unter der Geburt steht, aber er ist jederzeit da, wenn es die Situation erfordert.

Kommt eine Schwangere in den Kreißsaal, dann wird sie von einer Hebamme untersucht. Der Arzt führt die Aufnahmeultraschalluntersuchung durch. Gemeinsam wird dann der weitere Ablauf besprochen.

Die Betreuung im Kreißsaal erfolgt danach vorwiegend durch die Hebamme.

Treten Probleme während der Geburt auf, so zum Beispiel bei der Überwachung der kindlichen Herztöne oder der Wehentätigkeit mittels des Kardiotokogramms (CTG), so werden diese dem Arzt unverzüglich mitgeteilt (Abb. 2.**1**). Er entscheidet, welche Maßnahmen zu ergreifen sind.

Ist der Zeitpunkt der Entbindung gekommen, dann wird diese ohne Ausnahme von einem Arzt geleitet.

❓ Ist es für die Art der Entbindung von Bedeutung, ob der Geburtstermin schon erreicht ist oder noch nicht?

Allein das vorhandene Schwangerschaftsalter entscheidet nicht, ob die Entbindung auf natürlichem Wege (spontan) stattfinden kann oder eine Operation, der Kaiserschnitt, erfolgen muss.

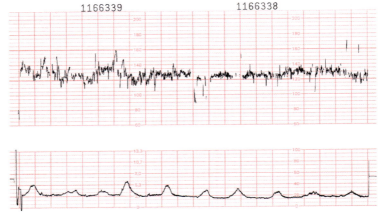

Abb. 2.1 Normales Kardiotokogramm (CTG) Die obere Kurve zeigt die Herzfrequenz des Föten, in der unteren sind die Wehen aufgezeichnet.

Mit anderen Worten, es ist unter bestimmten Voraussetzungen auch möglich, von einem Frühgeborenen spontan entbunden zu werden.

? Der Geburtsverlauf hat gezeigt, dass eine Spontangeburt nicht möglich ist, sondern eine Schnittentbindung vorgenommen werden muss. Ist dafür immer eine Vollnarkose erforderlich?

Nein, ein großer Teil der Kaiserschnittentbindungen wird heute in Periduralanästhesie (siehe: Schmerzbekämpfung unter der Geburt Seite 18) oder Spinalanästhesie durchgeführt.

Die Entscheidung über die Art der Narkose kann der Narkosearzt (Anästhesist) aber erst unmittelbar vor der Geburt nach einem ausführlichen Gespräch und einer eingehenden Untersuchung der Schwangeren treffen.

❓ Wie hoch ist in etwa der Prozentsa~~tz~~ Kaiserschnittentbindungen?

Das ist in erster Linie von der Stru~~ktur der~~ Geburtsklinik abhängig.

In einer Geburtsabteilung mit überwiegend „~~Normalgebur~~ten" liegt der Anteil an Schnittentbindungen aktuell be~~i~~ 21 % oder sogar noch niedriger.

Werden in einer Klinik aber zu einem großen Anteil Risikoschwangere (Mehrlingsschwangerschaft, Frauen mit Diabetes mellitus, mit Asthma, mit Blutgruppenunverträglichkeit u. a.) betreut und befindet sich eine Neonatologieabteilung, besser noch zusätzlich zur Neonatologie auch eine Kinderchirurgie unter einem Dach mit der Geburtshilfe (so genannte Schwerpunktkrankenhäuser oder Zentren), so dass auch Frühgeborene und Babys mit angeborenen, chirurgisch korrigierbaren Fehlbildungen behandelt werden können, dann kann der Anteil an Kaiserschnittentbindungen deutlich höher liegen. Es können 30–40 % erreicht werden.

❓ Ist bei jeder Geburt auch ein Kinderarzt dabei?

Nur in den Spezialkliniken kann sichergestellt werden, dass bei jeder Risikogeburt (Frühgeburt, Mehrlinge, Mutter mit Diabetes mellitus, Kaiserschnitt, Zangen- oder Vakuumentbindung u. a.) ein Kinderarzt, möglichst ein Neonatologe, anwesend ist.

Alle anderen Geburtskliniken arbeiten meist mit niedergelassenen oder festangestellten Kinderärzten zusammen, welche auch die Vorsorgeuntersuchungen durchführen.

Sie haben jederzeit die Möglichkeit, im Bedarfsfall einen Neonatologen aus der Spezialklinik zu konsultieren oder von dort ein Baby-Notarztteam zur Versorgung eines erkrankten Kindes anzufordern.

Eine gewisse Zeitspanne, die das neonatologische Team bis zu seinem Eintreffen benötigt, ist allerdings einzuplanen.

❓ Wie lange bleibt die Wöchnerin nach der Entbindung noch im Kreißsaal?

Die Nachbetreuung der Frischentbundenen sollte für zwei Stunden im Kreißsaal oder einem entsprechenden Raum im Umfeld des Kreißsaales unter Kontrolle der Hebamme erfolgen.

Danach ist die Verlegung von Mutter und Kind auf die Wöchnerinnenstation möglich.

❓ Was heißt ambulante Entbindung?

Eine ambulante Entbindung findet dann statt, wenn die Schwangere ihr Baby in einem Krankenhaus bekommt und dann innerhalb der ersten 24 Stunden, meist 6 Stunden nach der Geburt, die Klinik wieder verlässt.

Die Nachsorge erfolgt durch eine Hebamme, die in einigen Kliniken auch die Geburt durchführen kann.

3 Das reife Neugeborene

? Wann ist ein Neugeborenes eigentlich „reif"?

Von einem „reifen" Neugeborenen sprechen wir dann, wenn das Baby nach 37 vollendeten Schwangerschaftswochen das Licht der Welt erblickt. In diesem Falle ist es also termingerecht geboren. Alle Kinder, die zeitiger geboren werden sind Frühgeborene, und werden wegen der Vielfältigkeit der Probleme in einem extra Abschnitt (ab Seite 49) behandelt.

? Gibt es auch Kinder, die deutlich später als mit 40 Schwangerschaftswochen geboren werden?

Ja, eine solche Situation ist gar nicht selten. Da aber der Mutterkuchen, die Plazenta, nur bis zu einem Zeitpunkt von etwa zwei Wochen nach dem Termin eine ordnungsgemäße Versorgung des Feten aufrechterhalten kann, sollten 42 Wochen möglichst nicht überschritten werden. Wir sprechen dann auch von einer „Übertragung".

? Wann erfolgt die erste Untersuchung für das Neugeborene und wer führt diese Untersuchung durch?

Die Erstuntersuchung, auch „U1" genannt, erfolgt unmittelbar nach der Geburt bzw. in den ersten Lebensminuten. Im Regelfall wird sie der bei der Geburt anwesende Geburtshelfer durchführen und das Ergebnis in das „Gelbe Heft" eintragen. Dieses Heft begleitet das Baby bis ins Schulalter; auch alle weiteren Vorsorgeuntersuchungen werden dort dokumentiert (Abb. 3.**1**).

24 3 Das reife Neugeborene

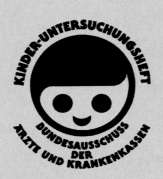

Abb. 3.**1** Untersuchungsheft für Kinder („Gelbes Heft").

❓ Was ist das Ziel der U1?

Durch eine umfassende körperliche Untersuchung sollen zu einem sehr frühen Zeitpunkt Fehlbildungen, die die weitere Entwicklung teils erheblich beeinträchtigen könnten, entdeckt und einer Behandlung zugeführt werden. Dabei geht es z. B. um Spaltbildungen im Lippen-, Kiefer- und Gaumenbereich, um einen nicht angelegten Darmausgang oder auch um Fehlbildungen der Harnröhrenmündung beim Jungen.

Darüber hinaus können ein ganz harmloses Blutschwämmchen, der „Storchenbiss", eine Geburtsgeschwulst (Weichteilschwellung des Köpfchens), die innerhalb weniger Tage nach der Entbindung wieder verschwindet, oder ein Kephalhämatom (kleiner Bluterguss zwischen Schädelknochen und Knochenhaut, der oft über Wochen bestehen bleiben kann) bei der Erstuntersuchung entdeckt werden.

Der Kinderarzt erklärt den Eltern die Auffälligkeiten und kann in den meisten Fällen „Entwarnung" geben, denn oft sind die Veränderungen harmloser Natur und bedürfen keiner Behandlung.

❓ Kann das Baby nach der Geburt sofort angelegt werden?

In der Regel ist das möglich. Der Geburtshelfer überzeugt sich unmittelbar nach der Entbindung vom Zustand des Kindes und wird es, falls es keine gravierenden Probleme gibt, der Mutter an die Brust legen.

Bei allem Verständnis für einen zeitigen und innigen Mutter-Kind-Kontakt sollte aber nicht vergessen werden, dass Babys sehr schnell auskühlen. Aus diesem Grunde ist das Kind in ein vorgewärmtes Handtuch zu legen und dieses bereits nach einigen Minuten zu wechseln, da das verdunstende Fruchtwasser sehr viel Verdunstungskälte entstehen lässt.

Apgar-Score			
Symptom	**0**	**1**	**2**
Haut	zyanotisch oder blass	Akrozyanose	rosig
Atmung	keine	langsam unregelmäßig Stöhnen	gut
Herzaktion	keine	< 100	> 100
Muskeltonus	schlaff	träge Beugung	aktive Bewegung
Reaktion	keine	Grimassen	Niesen, Husten, Schreien
Beurteilung nach 1, 5 und 10 Minuten			

Abb. 3.**2** Apgar-Schema zur Beurteilung der Anpassung des Kindes nach der Geburt. Die Beurteilung erfolgt nach einer, nach fünf und nach zehn Minuten.

❓ Was sagen die Punktwerte, die nach der Geburt vergeben werden?

Diese Punktwerte sind der so genannte Apgar-Score, benannt nach der Ärztin Virginia Apgar. Grundlage dieses Scores ist es, einfach und schnell, aber auch vergleichbar, den Zustand von Neugeborenen zu beurteilen.

Für die fünf Merkmale
- Herzfrequenz,
- Atmung,
- Muskeltonus,
- Hautfarbe und
- Reaktionsvermögen

können jeweils 0, 1 oder 2 Punkte vergeben werden, so dass maximal 10 Punkte zu erreichen sind (Abb. 3.**2**). Allerdings ist es auch hier wie in der Schule, nicht alle können die volle Punktzahl bekommen und trotzdem haben sie eine gute Leistung vollbracht. Das soll heißen, dass ein Neugeborenes mit Apgar-Werten von 8–10 gut angepasst ist. Für die weitere Entwicklung des Babys ist es unerheblich, ob es unmittelbar nach der Geburt 8 oder 10 Punkte bekommen hat. Selbst niedrigere Punktwerte sind nicht gleichzusetzen mit einer ungünstigen Prognose hinsichtlich der mentalen (geistigen) Entwicklung.

Übrigens wird diese Apgar-Beurteilung eine Minute, fünf Minuten und zehn Minuten nach der Geburt vorgenommen. Falls sie im „Gelben Heft" ihres Kindes unter Apgar die Eintragung 9/10 finden (es werden nur die Punktwerte nach fünf und zehn Minuten im „Gelben Heft" dokumentiert), dann kam das Baby mit dem Start ins Leben sehr gut klar.

❓ Neben diesen Punktwerten gibt es aber noch den Nabel-pH. Wie wird das Blut dafür gewonnen und was sagt er aus?

Der pH-Wert ist ein Maß für den Säuregehalt im Blut und liegt normalerweise zwischen 7,36 und 7,46. Unmittelbar nach der Geburt sind Werte von größer als 7,20 normal. Das Blut wird nach dem Abnabeln aus einer Nabelarterie durch Punktion gewonnen. Weder mit dem Abnabeln noch mit einer Punktion werden dem Neugeborenen Schmerzen zugefügt, denn die Nabelschnur besitzt keine Nerven.

Der pH-Wert gibt uns Auskunft über die Sauerstoffversorgung des noch ungeborenen Kindes unmittelbar vor der Geburt.

Gemeinsam mit dem Apgar-Wert und der klinischen Beurteilung des Kindes können wir uns so einen guten Gesamteindruck vom Baby verschaffen und falls notwendig, erforderliche Maßnahmen einleiten.

❓ Muss jedes Kind nach der Geburt abgesaugt werden?

Nein, wenn das Kind kräftig schreit und nicht mit dem Fruchtwasser gurgelt, ist das Absaugen unmittelbar nach der Geburt nicht notwendig.

Allerdings ist zu empfehlen, bei jedem Neugeborenen vor der Verlegung ins Neugeborenenzimmer eine Sondierung des Magens vorzunehmen, um sicherzustellen, dass die Speiseröhre durchgängig ist.

❓ Welche Medikamente bekommt das Kind nach der Geburt?

Unmittelbar nach der Geburt, in einigen Kliniken auch nach der Verlegung des Babys ins Neugeborenenzimmer, welche ca. zwei Stunden nach der Geburt erfolgt, bekommt das Neugeborene erstmalig das für die Blutgerinnung wichtige Vitamin K in Form von Tropfen verabreicht. Die Dosis (Menge des Medikamentes) beträgt 2 mg.

Das Einträufeln einer Silbernitratlösung in den Bindehautsack als Prophylaxe gegen eine Gonokokkeninfektion (Tripper) ist als Empfehlung noch nicht gestrichen, gehört aber in den wenigsten Kliniken noch zur gängigen Praxis, denn einerseits spielen diese Keime heute als Erreger von Infektionen im Genitaltrakt der Frau eine untergeordnete Rolle, andererseits werden damit die weit häufigeren Keime, nämlich die Clamydien, nicht erfolgreich behandelt.

Außerdem kann als unerwünschter Effekt eine erhebliche chemische Reizung der Bindehäute auftreten.

❓ Sind das alle Medikamentengaben in der Neugeborenenperiode?

Nein, das schon erwähnte Vitamin K muss auch zum Zeitpunkt der U2 und U3 gegeben werden. Besonders anzuraten ist das Vitamin bei voll gestillten Kindern, denn die Muttermilch enthält das Vitamin K nur in sehr geringen Mengen.

Ferner wird Fluor zur besseren Mineralisierung der Zähne und das Vitamin D, ein ausgesprochen wichtiger Faktor im Knochenstoffwechsel, ab der zweiten Lebenswoche gegeben.

Für reife Neugeborene sind diese Medikamente zum Beispiel in einer Tablette D-Fluorette oder Fluor-Vigantolette (enthält keinen Milchzucker) 500 E enthalten. Diese kleine Tablette wird einmal täglich, möglichst zur selben Zeit (weil es dann zur Routine wird), in die Wangentasche gelegt. Dort löst sie sich sehr schnell auf.

❓ Kann die Mutter ihr Neugeborenes auf der Wöchnerinnenstation rund um die Uhr bei sich haben?

In allen Kliniken wird das „Rooming in" in unterschiedlicher Form angeboten und genutzt. Erstgebärende möchten das Kind niemals allein lassen, Mehrgebärende dagegen wünschen sich oft etwas mehr Ruhe und ziehen es vor, das „Rooming in" nur am Tage zu praktizieren. Aber prinzipiell können natürlich alle Mütter, vorausgesetzt sie sind selber fit und das Kind macht keine Probleme, ihr Baby rund um die Uhr selbst betreuen.

❓ Welche Gründe könnten ein Baby vom „Rooming in" ausschließen?

Immer häufiger dürfen heute auch gesunde Frühgeborene ab kompletten 35 Schwangerschaftswochen im Neugeborenenzimmer verbleiben. Wegen der nicht selten vorhandenen Temperaturregulations- und Zuckerprobleme bedürfen diese Kinder in den ersten Lebenstagen einer engmaschigen Überwachung durch die Krankenschwestern, so dass der Aufenthalt bei der Mutter etwas eingeschränkt sein kann.

Auch kann eine vermehrte Speineigung in den ersten Lebensstunden dazu führen, dass das Baby nicht uneingeschränkt am „Rooming in" teilnehmen darf.

❓ Erfolgt nach der Erstuntersuchung (U1) noch eine weitere Untersuchung des Babys im Krankenhaus?

Zwischen dem 3. und 10. Lebenstag wird die Basisuntersuchung des Kindes, die U2, durchgeführt. Die Mutter ist, wenn immer möglich, natürlich bei dieser Untersuchung anwesend und bekommt vom Kinderarzt jeden Schritt des Untersuchungsganges genau erklärt.

Die U2 beinhaltet die erneute körperliche Untersuchung, wobei das Hauptaugenmerk auf eventuelle Herzgeräusche, orthopädische oder neurologische Auffälligkeiten gelegt wird. Ferner wird eine kleine Blutprobe aus der Ferse zur Durchführung bestimmter Stoffwechseluntersuchungen gewonnen. Diese Blutuntersuchung sollte am dritten Lebenstag durchgeführt werden, um angeborene Störungen des Stoffwechsels rechtzeitig erkennen und behandeln zu können. Beim Einsatz der Tandemmassenspektrometrie, einer speziellen und heute zu fordernden Untersuchungsmethode für das Neugeborenenscreening, ist im Gegensatz zu früher die Menge der gefütterten Nahrung nicht mehr ausschlaggebend.

Aus wenigen Blutstropfen wird im Rahmen des Screenings nach einer Unterfunktion der Schilddrüse (TSH), Zucker- und Eiweißstoffwechselstörungen (Galaktosämie, Phenylketonurie – PKU) aber auch nach Auffälligkeiten im Fettstoffwechsel und nach bestimmten Hormondefekten (Adrenogenitales Syndrom – AGS) gefahndet. Optimal wäre die zusätzliche Untersuchung weiterer Aminosäuren und organischer Säuren.

Schließlich erfolgt im Rahmen der U2 noch die zweite Gabe des Vitamin K und die Absprache zur Gabe von Fluor und Vitamin D ab der zweiten Lebenswoche.

Einige Kliniken bieten als Service eine Ultraschalluntersuchung der Hüften und der Nieren als Suchprogramm für angeborene Fehlbildungen an (Abb. 3.**3 a** und **b**).

❓ Werden dem Kind diese Untersuchungen bei frühzeitiger Entlassung oder ambulanter Entbindung vorenthalten?

Generell gilt, dass bei allen Kindern, die in einem Krankenhaus geboren werden, eine Blutprobe für die Stoffwechseluntersuchungen noch in der Klinik abzunehmen ist, damit eine Unterfunktion der Schilddrüse sicher ausgeschlossen werden kann. Weil aber die übrigen Stoffwechseltests erst nach frühestens 36 Lebensstunden gültige Ergebnisse liefern, ist bei frühzeitiger Entlassung eine zweite Probe zu diesem Zeitpunkt unerlässlich.

Für einen solchen Fall ist es günstig, wenn die Eltern zu Hause von einer Hebamme betreut werden. Die Hebamme wird dann zusätzlich zur Betreuung von Mutter und Kind auch die Kontrolle des Stoffwechseltestes durchführen, und überwachen, ob Anzeichen für eine Neugeborenengelbsucht (siehe Seite 35) bestehen.

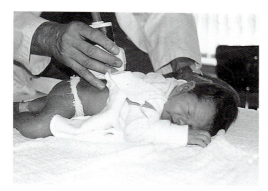

Abb. 3.**3a** Ultraschalluntersuchung der Nieren bei einem reifen, gesunden Neugeborenen.

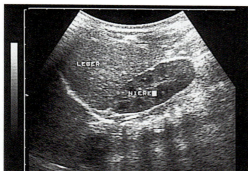

Abb. 3.**3b** Sonographisches Bild der Niere.

Darüber hinaus ist ein Besuch beim Kinderarzt für die zweite Vorsorgeuntersuchung bis zum 10. Lebenstag notwendig.

Zu diesem Zeitpunkt sollte auch festgelegt werden, wo und wann die Hüftultraschalluntersuchung, die seit dem 1.1.1996 als Screeninguntersuchung in der vierten bis fünften Lebenswoche vorgeschrieben ist, durchgeführt wird.

❓ Wer hilft der Wöchnerin bei der Versorgung ihres Kindes, beim Stillen, Baden und Wickeln?

In einigen Kliniken werden die Wochenstation und das Kinderzimmer von den Schwestern der Wochenstation gemeinsam betreut. Andere Einrichtungen beschäftigen im Kinderzimmer ausschließlich Kinderkrankenschwestern, welche sich dann hauptsächlich um die Babys und übergreifend um das Stillen kümmern.

Nachdem das Kind aus dem Kreißsaal ins Neugeborenenzimmer verlegt wurde, wird sich die zuständige Säuglingsschwester bei der Mutter melden, sich vorstellen und Informationen zum Ablauf im Neugeborenenzimmer geben, so dass die Mutter nun einen Ansprechpartner für sich und ihr Kind hat.

❓ Welche Nahrung sollte das Kind bekommen?

Über die Vorteile des Stillens für Mutter und Kind sind dicke Bücher geschrieben worden (siehe auch Literaturhinweise am Ende des Buches). An dieser Stelle sei nur nochmals darauf verwiesen, dass die Muttermilch aufgrund ihrer Zusammensetzung, des Gehaltes an Abwehrstoffen und auch wegen der Praktikabilität der Handhabung die ideale Nahrung für ein Neugeborenes darstellt.

❓ Die junge Mutter möchte ihr Kind auf jeden Fall stillen. Leider kommen bei jeder Mahlzeit nur 10–20 ml Muttermilch aus der Brust. Was ist zu tun?

Der größte Feind einer Mutter, die ihr Kind stillen möchte, ist der Stress, unter den sie sich selbst setzt. Natürlich ist es gut für das Baby, wenn es die Milch seiner Mutter bekommt. Manchmal wird allerdings der natürliche Wunsch zum Zwang und es geht gar nichts mehr. Lassen sie sich also auf keinen Fall entmutigen und setzen sie sich vor allem nicht selbst unter Druck.

Sollte es leider nicht gelingen, dass in den ersten Tagen ausreichend Milch vorhanden ist, dann sollte bei einem gesunden Neugeborenen erst nach etwa 2–3 Tagen eine Formelnahrung (der Muttermilch angepasste künstliche Milch) dazugefüttert werden.

Keine Angst, umfangreiche Untersuchungen haben gezeigt, dass das Stillen dadurch nicht negativ beeinflusst wird, oft aber der Zwang, bei der nächsten Mahlzeit ausreichend Milch haben zu müssen, entfällt. Nicht selten fließt danach die Muttermilch fast von allein.

❓ Gibt es kompetente Anleitungen für die Mütter beim Stillen?

Die Anleitung für das Stillen erfolgt durch die Kinderkrankenschwestern des Neugeborenenzimmers oder die Schwestern der Wochenstation. In vielen Kliniken findet darüber hinaus eine regelmäßige Stillberatung (mehrmals wöchentlich) durch speziell geschulte Hebammen oder Krankenschwestern (Laktationsberaterin) statt.

Bei Problemen stehen den Müttern natürlich auch die Frauenärzte der Entbindungsabteilung mit Rat und Tat zur Seite.

❓ Welche Nahrung soll dem Baby gefüttert werden, wenn beide Eltern eine Allergie (Asthma, Heuschnupfen) haben und aus persönlichen Gründen Stillen nicht in Frage kommt?

Zuerst sollte mit der Mutter gesprochen werden, ob nicht die Probleme, die ein Stillen bisher ausschließen, zu lösen sind. Allerdings soll eine Mutter in gar keinem Fall zum Stillen genötigt oder gar als „Rabenmutter" tituliert werden, wenn sie sich gegen das Stillen entscheidet.

Das Baby bekommt dann mit der ersten Mahlzeit eine künstliche, der Muttermilch angepasste Nahrung. Die sich über Jahre eingeprägte Aussage, dass eine hypoallergene Nahrung, HA-Nahrung (arm an allergieauslösenden Substanzen), das spätere Auftreten von Neurodermitis, Heuschnupfen oder Asthma verhindert, haben neuere Untersuchungen nicht bestätigt. Somit besteht keine zwingende Notwendigkeit, die sehr teure HA-Nahrung zu propagieren.

❓ Welche Nahrungsmenge sollten Neugeborene etwa täglich zu sich nehmen?

Die Kinder sollten ca. 1/6 bis 1/5 ihres Körpergewichtes an Nahrung aufnehmen. Bei einem 3000 g schweren Baby wären das 500–600 ml an Nahrung insgesamt. Verteilt auf sechs Mahlzeiten sollte das Baby jeweils etwa 85–100 ml trinken.

❓ Wie viel Gramm nehmen gesunde Neugeborene pro Woche an Gewicht zu?

Die wöchentliche Gewichtszunahme beträgt etwa 120–150 g, so dass das Kind mit etwa fünf Monaten sein Geburtsgewicht verdoppelt hat. Allerdings ist in keinem Fall mit einer linearen Gewichtsentwicklung zu rechnen. Deshalb ja keine Aufregung, wenn die Gewichtskurve zeitweilig nicht den Erwartungen entspricht.

❓ Wie soll sich die Mutter verhalten, wenn sie in der Schwangerschaft geraucht hat und das Rauchen auch nach der Geburt nicht gänzlich abstellen konnte?

Grundsätzlich gibt es wohl niemals im Leben einen besseren Grund, das Rauchen zu beenden, als für sein eigenes Baby. Andererseits darf man das Rauchen nicht vorschieben, um nicht stillen zu können, so dass die Aussage: „Ich kann nicht stillen, weil ich rauche", nicht zutreffend ist.

Gelingt es der Mutter trotzdem nicht, völlig mit dem Rauchen aufzuhören, dann darf trotzdem gestillt werden, solange keine Nebenwirkungen wie Übererregbarkeit, Unruhe oder Schlafstörungen beim Baby zu beobachten sind.

Allerdings sollte streng darauf geachtet werden, dass in dem Raum, in dem das Neugeborene schläft, auf keinen Fall geraucht wird.

3 Das reife Neugeborene

? Ist eigentlich rund um die Uhr auch an Sonn- und Feiertagen ein Kinderarzt im Kinderzimmer anwesend?

Nein, anwesend, d. h. in Minuten erreichbar, ist ein Kinderarzt nur in Kliniken mit angeschlossener Kinderabteilung. Allerdings kommt in alle Geburtsabteilungen täglich oder wenigstens mehrmals wöchentlich für einige Stunden ein Kinderarzt, um die Vorsorgeuntersuchungen durchzuführen und um sich die Babys anzusehen, die kleine oder größere Probleme haben.

Darüber hinaus gibt es mehr oder weniger vertraglich festgeschriebene Abkommen zwischen der Geburtsklinik und einer ihr benachbarten Kinderabteilung, so dass im Bedarfsfall (z. B. Verschlechterung eines Babys) jederzeit der Rat eines Kinderarztes eingeholt, bzw. das Kind in die Kinderklinik verlegt werden kann.

? Was verbirgt sich hinter dem Namen „Gelbsucht" des Neugeborenen?

Die Neugeborenengelbsucht, auch Hyperbilirubinämie genannt, tritt meist zwischen dem dritten und fünften Lebenstag auf und ist hauptsächlich auf eine Leberunreife des Neugeborenen zurückzuführen. Sie ist in gewissen Grenzen physiologisch, d. h. normal, meist harmlos und nicht mit der infektiösen Gelbsucht zu verwechseln.

Falls ein Baby sehr gelb aussieht, dann wird in einer Blutprobe der Gelbwert, das Bilirubin, bestimmt.

In den letzten Jahren werden die Wöchnerinnen nach einer Spontangeburt immer zeitiger, meist schon am zweiten oder dritten Tag aus der Klinik entlassen. Dadurch entsteht das Problem, dass nicht mehr die erfahrene Kinderkrankenschwester oder der Kinderarzt die Gelbsucht per Blickdiagnose rechtzeitig erkennt, sondern die Eltern auf sich allein gestellt sind, bestenfalls noch Hilfe von einer Hebamme erhalten. Das führte dazu, dass die Kinderkliniken vermehrt Neugeborene mit sehr hohen, für die Gesundheit gefährlichen Gelbwerten zur Behandlung aufnehmen mussten und müssen.

Im Zuge der immer zeitigeren Klinikentlassung müssen wir intensiv darüber nachdenken, wie die Nachsorge im Interesse der Gesundheit der Neugeborenen verbessert werden kann. Dieses Problem könnte durch den flächendeckenden ambulanten Einsatz von erfahrenen Kinderkrankenschwestern gemindert oder gar gelöst werden, denn sie allein sind dafür umfassend ausgebildet.

❓ Was geschieht, wenn der „Gelbwert" nicht im Normbereich ist?

Wenn der „Gelbwert", das Bilirubin, bestimmte Werte übersteigt, welche der Kinderarzt aus einem Diagramm ablesen kann, dann ist es notwendig, das Kind mit einer Phototherapie zu behandeln.

Bei der Phototherapie handelt es sich nicht um eine UV-Bestrahlung, so dass auch keine Gefahr für die Haut des Kindes besteht.

Zur Anwendung kommt blaues Licht, mit dessen Hilfe das Bilirubin besser aus dem Körper ausgeschieden werden kann.

Die Dauer der Behandlung mit dem blauen Licht richtet sich nach der Höhe des Gelbwertes, welcher unter Phototherapie in regelmäßigen Abständen kontrolliert wird.

Zum Schutz der Augen werden den Babys während der Phototherapie die Augen verbunden bzw. mit einer kleinen Maske abgedeckt.

Insgesamt gesehen ist diese Behandlung fast ohne Nebenwirkungen.

Der Flüssigkeitsbedarf steigt unter der Phototherapie um ca. 10 – 20 % der Tagesmenge an, so dass zusätzliche Teemahlzeiten angeboten werden sollten.

Das Stillen wird natürlich auch während dieser Therapie fortgesetzt.

Gelegentlich entwickeln die Kinder unter der Photolampe einen Hautausschlag, ein Neugeborenenexanthem, welcher aber harmlos ist und nach einigen Tagen wieder verschwindet.

❓ Kann die Phototherapie in jedem Fall im „Kinderzimmer" der Geburtsklinik durchgeführt werden?

Prinzipiell ja, aber es gibt einige Ausnahmen.

In einigen Neugeborenenzimmern sind keine Photolampen vorhanden, so dass dort generell alle Kinder zur Phototherapie in eine Kinderabteilung verlegt werden müssen.

Manchmal steigen die Gelbwerte der Kinder sehr rasch an und übersteigen Grenzwerte, so dass aus diesem Grunde eine Verlegung in die Kinderabteilung notwendig ist.

Dort muss oft zusätzlich zur Phototherapie eine Infusionsbehandlung eingeleitet werden, da den sehr gelben Kindern wegen ihrer ausgeprägten „Trinkfaulheit" oft nicht ausreichend Flüssigkeit zugeführt werden kann.

Die Fütterung mit Muttermilch sollte auch nach der Verlegung des Kindes auf keinen Fall unterbrochen werden, so dass während der Abwesenheit des Kindes die Brust durch Abpumpen entleert wird und die Milchfläschchen in die Kinderabteilung transportiert werden.

Am einfachsten löst man dieses Problem, indem der Vater oder ein naher Bekannter den Transport der Muttermilch in die Kinderabteilung übernimmt, wobei der Vater gleichzeitig seinem Kind einen Besuch abstatten kann.

Falls eine Verlegung notwendig ist, ist nach Abschluss der Behandlung (meist nach 2–3 Tagen) im Interesse der Aufrechterhaltung der Mutter-Kind-Beziehung und des Stillens die Rückverlegung des Kindes ins Neugeborenenzimmer der Geburtsklinik anzustreben.

❓ Was versteht man unter Schwangerschaftsreaktionen beim Kind?

Nach Durchtrennung der Nabelschnur ist nicht nur das Baby plötzlich auf sich allein gestellt, nein, das Kind bekommt auch verschiedene mütterliche Hormone nicht mehr über das Nabelschnurblut zugeführt. Dieser Entzug von Hormonen führt zu verschiedenen Reaktionen beim Kind. So kann eine ein- oder beidseitige Brustdrüsenschwellung auftreten, wobei die Brüste auch Milch, die so genannte Hexenmilch, absondern können. Außer einem Schutz vor mechanischen Reizen durch eine Wattepolsterung ist keine Behandlung notwendig. Tunlichst sollte man sich davor hüten, an den Brüsten herumzudrücken, denn dadurch kann es sekundär zu Infektionen kommen.

Weitere schwangerschaftsbedingte Reaktionen können Hautveränderungen im Sinne einer Akne sein (keine Behandlung) und beim Mädchen kann es zu Blutungen aus der Scheide kommen, die einer Regelblutung entspricht und nach drei bis fünf Tagen, selten sieben Tagen beendet ist.

Der Schreck der Eltern in einer entsprechenden Situation ist zu verstehen, aber auch in diesem Fall ist keine Behandlung notwendig.

? Was geschieht mit dem Baby einer Schwangeren, die eine Gelbsucht vom Typ Hepatitis B, nach der ja auch während der Schwangerschaft gescreent wird, durchgemacht hat?

Die Wahrscheinlichkeit einer Übertragung des Hepatitis B-Virus auf das Kind unter der Geburt ist sehr hoch, und gleichzeitig sind die Verläufe der kindlichen Infektionen sehr kompliziert.

Aus diesem Grund sollen alle Kinder von Hepatitis B-Antigen positiven Müttern innerhalb von sechs bis zwölf Stunden nach der Geburt, d. h. möglichst noch im Kreißsaal, aktiv und passiv geimpft werden. Nur so ist ein sicherer Schutz vor der infektiösen Gelbsucht vom Typ B gegeben.

Nach der Impfung sind die Kinder als nicht infektiös anzusehen. Die Mutter darf stillen.

Um einen kompletten Impfschutz zu erreichen, wird die aktive Impfung nach vier Wochen und nach sechs Monaten wiederholt. Die Impfungen werden in einen Impfpass eingetragen, welcher den Eltern mit dem Gelben Untersuchungsheft bei der Entlassung aus der Klinik ausgehändigt wird (Abb. 3.**4**).

3 Das reife Neugeborene **39**

WORLD HEALTH ORGANIZATION
ORGANISATION MONDIALE DE LA SANTÉ
WELTGESUNDHEITSORGANISATION

**INTERNATIONAL CERTIFICATES
OF VACCINATION**

**CERTIFICATS INTERNATIONAUX
DE VACCINATION**

**INTERNATIONALE BESCHEINIGUNGEN
ÜBER IMPFUNGEN
UND IMPFBUCH**

gemäß § 16 Bundes-Seuchengesetz

mit / with / avec

Ausweis für den Notfall / Emergency Certificate / Certificat pour urgence

| issued to | délivré à | ausgestellt für |

Mustermann, Monika
Name, Vorname

9.9.1999   Teststadt
geboren am   in

Musterdorf, Musterweg 13
Wohnort, Straße

Passport No. or   Numéro du passeport ou   Reisepaß.-Nr. oder
Travel Document No.   de la pièce justificative   Nr. des Pers.-Ausweises

Abb. 3.**4**   Internationaler Impfpass.

❓ Wann sollte nach der Entlassung aus der Geburtsklinik erstmals der Kinderarzt aufgesucht werden?

Ist die U2 noch in der Klinik durchgeführt worden, dann ist ein nächster Besuch beim Kinderarzt regulär erst zur U3 im Alter von vier bis sechs Lebenswochen notwendig. Es empfiehlt sich aber, den Kinderarzt bald nach der Klinikentlassung zu informieren, dass die Eltern mit ihrem Sprössling in die Sprechstunde kommen wollen. Häufig bietet der Kinderarzt dann einen Hausbesuch an, bei dem auch das Vorgehen bezüglich der Ultraschalluntersuchung der Hüfte (4.–5. Woche) besprochen werden kann.

❓ Wann darf man mit dem Neugeborenen erstmals an der frischen Luft Spaziergänge unternehmen?

Es bedarf keiner gesonderten Anpassungszeit nach der Entlassung aus der Klinik, so dass die Eltern sofort mit ihrem Kind Spaziergänge unternehmen können. Wichtig ist dabei, stets eine witterungsentsprechende Bekleidung auszuwählen.

Im Sommer sollte das Baby nie in der prallen Sonne sein und auch im Schatten eine leichte Kopfbedeckung, ein Mützchen, tragen.

❓ Wie sinnvoll ist das tägliche Wiegen?

Es macht keinen Sinn. Schon einige Tage nach der Geburt spielen sich Trinkleistung und „Milchproduktion" so ein, dass das Baby ausreichend Muttermilch bekommt. Zusätzliche Hilfen sind die Zufriedenheit des Kindes nach dem Trinken und eine feuchte Windel bei jedem Wechsel.

Sollten die Eltern doch am Gewicht interessiert sein, dann kann das Wiegen durch eine Hebamme in der Nachsorge oder danach auch in größeren Abständen in der Kinderarztpraxis erfolgen.

❓ In der Klinik wird täglich das Fieber gemessen. Ist das auch zu Hause nötig?

Nein, es ist nicht notwendig, täglich Fieber zu messen, was mittlerweile auch in vielen Geburtskliniken bei der Versorgung reifer Neugeborener nicht mehr zur Routine gehört. Sollten die Eltern allerdings den Eindruck haben, dass sich das Baby nicht wohl fühlt, viel unruhiger als sonst ist und auch die Brust nicht mehr so gut nimmt, dann sollte Fieber gemessen werden, um einen beginnenden Infekt rechtzeitig bemerken zu können. Die Zeichen für eine Infektion beim jungen Säugling sind manchmal sehr dezent. So können Temperaturschwankungen zwischen Untertemperatur (weniger als 36,5 °C), leichter Temperaturerhöhung oder subfebriler Temperatur (37,5 – 38,5 °C) bis hin zum Fieber (mehr als 38,5 °C), Trinkunlust und Spucken bzw. Erbrechen erste Anzeichen für eine Infektion bei einem Neugeborenen sein und sollten die Eltern veranlassen, einen Kinderarzt aufzusuchen bzw. seinen Rat einzuholen.

❓ Von wem können die Eltern nach Entlassung aus der Klinik Hilfe und Unterstützung bekommen?

Für diesen Fall bieten Hebammen die Nachsorge nach der Geburt an. Sie kommen zu den Eltern nach Hause und kümmern sich sowohl um die Wöchnerin als auch um das Baby. Selbst eine eventuell notwendige Kontrolle des Stoffwechseltestes wird von der Hebamme erledigt.

Adressenlisten von Hebammen, die die Nachsorge durchführen, kann man in den regionalen Geburtskliniken oder auch im Internet erhalten. Über die ansteigende Notwendigkeit der Einbindung von Kinderkrankenschwestern in die Nachsorge auf Grund der immer zeitigeren Klinikentlassung wurde weiter oben (Seite 35) schon hingewiesen.

Impfstoff/ Antigenkombinationen	Alter in vollendeten Monaten						Alter in vollendeten Jahren				
	Geburt	2	3	4	11–14	15–23 siehe a)	5–6 siehe a)	9–11 siehe a)	12–17 siehe a)	ab 18	≥ 60
T*		1.	2.	3.	4.		A	A	A	A******	
D/d* siehe b)		1.	2.	3.	4.		A	A	A	A******	
aP/ap*		1.	2.	3.	4.		A		A		
Hib*		1.	2. c)	3.	4.						
IPV*		1.	2. c)	3.	4.				A		
HB*	d)	1.	2. c)	3.	4.				G		
Pneumokokken**		1.	2.	3.	4.						
Meningokokken					1. e) ab 12 Monate						
MMR***					1.	2.					
Varizellen					1.	f)					
Influenza****									s. Tab. 2		S
HPV*****									SM		S

Abb. 3.5 Impfkalender (Standardimpfungen) für Säuglinge, Kinder, Jugendliche und Erwachsene; empfohlenes Impfalter und Mindestabstände zwischen den Impfungen (Stand 2007).

3 Das reife Neugeborene

Um die Zahl der Injektionen möglichst gering zu halten, sollten vorzugsweise Kombinationsimpfstoffe verwendet werden. Impfstoffe mit unterschiedlichen Antigenkombinationen von D/d, T, aP/ap, HB, Hib, IPV sind verfügbar. Bei Verwendung von Kombinationsimpfstoffen sind die Angaben des Herstellers zu den Impfabständen zu beachten. Zur gleichzeitigen Gabe von Impfstoffen sind die Angaben der Hersteller zu beachten. Der Zeitpunkt der empfohlenen Impfungen wird in Monaten und Jahren angegeben. Die Impfungen sollten zum frühestmöglichen Zeitpunkt erfolgen. Die untere Grenze bezeichnet vollendete Lebensjahre bzw. Lebensmonate. Die obere Grenze ist definiert durch den letzten Tag des aufgeführten Alters in Jahren/Monaten. Beispiel: 12–17 Jahre: Vom vollendeten 12. Lebensjahr (12. Geburtstag) bis zum Ende des 18. Lebensjahres (letzter Tag vor dem 18. Geburtstag).

A Auffrischimpfung: Diese sollte möglichst nicht früher als 5 Jahre nach der vorhergehenden letzten Dosis erfolgen. (s. a. *Epid. Bull.* 32/2006, S. 274f.)
G Grundimmunisierung aller noch nicht geimpften Jugendlichen bzw. Komplettierung eines unvollständigen Impfschutzes
S Standardimpfungen mit allgemeiner Anwendung = Regelimpfungen
SM Standardimpfungen für Mädchen
a) Zu diesen Zeitpunkten soll der Impfstatus unbedingt überprüft und gegebenenfalls vervollständigt werden.
b) Ab einem Alter von 5 bzw. 6 Jahren wird zur Auffrischimpfung ein Impfstoff mit reduziertem Diphtherietoxoid-Gehalt (d) verwendet.
c) Bei monovalenter Anwendung bzw. Kombinationsimpfstoffen ohne Pertussiskomponente kann diese Dosis entfallen.
d) Siehe Anmerkungen „Postexpositionelle Hepatitis-B-Prophylaxe bei Neugeborenen".
e) Zur Möglichkeit der Koadministration von Impfstoffen sind die Fachinformationen zu beachten.
f) Bei Anwendung des Kombinationsimpfstoffes MMRV sind die Angaben des Herstellers zu beachten. Entsprechend den Fachinformationen ist die Gabe einer 2. Dosis gegen Varizellen erforderlich. Zwischen beiden Dosen sollten 4 bis 6 Wochen liegen.
* Abstände zwischen den Impfungen der Grundimmunisierung mindestens 4 Wochen; Abstand zwischen vorletzter und letzter Impfung der Grundimmunisierung mindestens 6 Monate
** Generelle Impfung gegen Pneumokokken für Säuglinge und Kleinkinder bis zum vollendeten 2. Lebensjahr mit einem Pneumokokken-Konjugatimpfstoff; Standardimpfung für Personen ≥ 60 Jahre mit Polysaccharid-Impfstoff und Wiederimpfung im Abstand von 6 Jahren
*** Mindestabstand zwischen den Impfungen 4 Wochen
**** jährlich mit dem von der WHO empfohlenen aktuellen Impfstoff
***** Grundimmunisierung mit 3 Dosen für alle Mädchen im Alter von 12 bis 17 Jahren
****** jeweils 10 Jahre nach der letzten vorangegangenen Dosis

Postexpositionelle Hepatitis-B-Prophylaxe bei Neugeborenen von HBsAg-positiven Müttern bzw. von Müttern mit unbekanntem HBs-Ag-Status: Entsprechend den Mutterschafts-Richtlinien ist bei allen Schwangeren nach der 32. Schwangerschaftswoche, möglichst nahe am Geburtstermin, das Serum auf HBsAg zu untersuchen. Ist das Ergebnis positiv, dann ist bei dem Neugeborenen unmittelbar post partum, d. h. innerhalb von 12 Stunden, mit der Immunisierung gegen Hepatitis B zu beginnen. Dabei werden simultan die erste Dosis HB-Impfstoff und HB-Immunglobulin verabreicht. Die begonnene HB-Grundimmunisierung wird einen Monat nach der 1. Impfung durch eine 2. und sechs Monate nach der 1. Impfung durch eine 3. Impfung vervollständigt.
Bei Neugeborenen inklusive Frühgeborenen von Müttern, deren HBsAg-Status nicht bekannt ist und bei denen noch vor bzw. sofort nach der Geburt die serologische Kontrolle nicht möglich ist, wird unabhängig vom Geburtsgewicht ebenfalls unmittelbar post partum die Grundimmunisierung mit HB-Impfstoff begonnen. Bei nachträglicher Feststellung einer HBsAg-Positivität der Mutter kann beim Neugeborenen innerhalb von 7 Tagen postnatal die passive Immunisierung nachgeholt werden.

❓ Welche Impfungen sollte mein Kind auf jeden Fall bekommen?

Von der ständigen Impfkommission (STIKO) werden jedes Jahr die Impfempfehlungen aktualisiert und in einem Impfkalender (Abb. 3.**5**) veröffentlicht.

Empfohlen werden die Impfungen gegen die Diphtherie, Keuchhusten, Tetanus, die Hirnhautentzündung im Säuglingsalter (Hämophilus influenzae Typ B – kurz HiB-Impfung genannt) und die ansteckende Gelbsucht vom Typ B (Hepatitis B). Zusätzlich steht die Pneumokokken-Impfung auf dem Programm. Mit einem Jahr folgen dann die Mumps-, Masern-, Röteln- und Windpocken-Impfung und die Impfung gegen die ansteckende Hirnhautentzündung durch Meningokokken Typ C, sowie Auffrischungsimpfungen. Neu im Impfplan seit 2007 ist die Impfung gegen den Gebärmutterhalskrebs für Mädchen von 8 bis 17 Jahren.

Diese Impfungen haben geringe Nebenwirkungen in Form von Rötungen an der Impfstelle oder auch mäßigem Fieber.

Über die Durchführung der Impfungen und eventuelle Gegenanzeigen, Kontraindikationen, sollten sich die Eltern bei ihrem Kinderarzt informieren. Des Weiteren wird der Kinderarzt die Eltern über zusätzliche Impfungen in Kenntnis setzen, die für bestimmte Personengruppen oder Risikogruppen vorgesehen sind (Grippe, RS-Viren u. a.).

❓ Wird mein Kind für diese vielen Impfungen dann mehrfach gestochen?

Nein, es stehen von verschiedenen Firmen Kombinationsimpfstoffe zur Verfügung. Die Wirksamkeit der Impfung wird durch die Kombination nicht eingeschränkt. Zusätzliche Impfungen bedürfen aber auch einer zusätzlichen Injektion.

In welchem Monat sollte mit den Impfungen begonnen werden?

Für die zeitliche Abfolge der Impfungen gibt es einen Impfkalender. Es gibt keinen vernünftigen Grund, den Zeitplan des Impfkalenders nach hinten zu verlagern, denn der Sinn der zeitgerechten Impfungen besteht darin, den durch die Mutter gewährten „Nestschutz" sofort in den Impfschutz zu überführen. Den genauen Ablauf der Impfungen, die Nebenwirkungen und eventuelle prophylaktische Maßnahmen (Fieberzäpfchen) besprechen die Eltern am besten mit dem Kinderarzt anlässlich der U3.

Die Schwangere leidet an einer Zuckerkrankheit (Diabetes mellitus). Was ist nach der Geburt beim Neugeborenen zu beachten?

Die Kinder diabetischer Mütter neigen aufgrund ihrer Stoffwechselsituation nach der Geburt sehr stark zu Unterzuckerungen (Hypoglykämien), so dass Kontrollen der Blutzuckerwerte unbedingt erforderlich sind. Deshalb sollte möglichst schon eine Stunde nach der Geburt mit der Fütterung begonnen werden, um der Unterzuckerung entgegenzuwirken.

Kann die Überwachung eines Kindes einer diabetischen Mutter im Neugeborenenzimmer der Geburtsklinik erfolgen?

Unterzuckerungen können Kindern erhebliche Probleme, bis hin zu Krampfanfällen, bereiten. Aus diesem Grunde sollten die Überwachung mit Blutzuckerkontrollen und die Frühfütterung nur dann im Neugeborenenzimmer geschehen, wenn die personellen Voraussetzungen und die Erfahrungen im Umgang mit diesen Kindern vorhanden sind sowie ein in Neugeborenenmedizin erfahrener Kinderarzt (Neonatologe) rund um die Uhr anwesend ist.

Anderenfalls ist es im Interesse des Kindes besser, es zur Überwachung und gegebenenfalls zur Infusionsbehandlung mit Zuckerlösungen bis zur Stabilisierung der Stoffwechselsituation in eine Kinderabteilung zu verlegen.

❓ Unter der Geburt traten Fieber, ein Anstieg der weißen Blutkörperchen und eines, eine Entzündung signalisierenden Eiweißes (CPR), sowie eine Beschleunigung der kindlichen Herzaktionen auf. Was sagen diese Symptome und was geschieht mit dem Baby nach der Geburt?

Diese Zeichen oder Symptome weisen auf eine Infektion der Eihüllen, ein Amnioninfektionssyndrom, hin, die trotz intakter Fruchtblase eingetreten sein kann.

Wegen der Gefahr einer Allgemeininfektion beim Kind ist es notwendig, das Kind in eine Kinderabteilung mit spezieller Erfahrung mit Neugeborenen (Neonatologie) zu verlegen.

Die Ärzte werden anhand des klinischen Zustandes, der Entzündungsparameter und anhand von Kulturen (Blut, Urin und Magensaft) entscheiden, ob und wie lange eine antibiotische Behandlung notwendig ist. Über die Dauer einer einmal begonnenen Therapie kann oft erst nach 48–72 Stunden entschieden werden, wenn nämlich die ersten Untersuchungsergebnisse aus der Mikrobiologie vorliegen.

❓ Was alles kann sich hinter dem Begriff der Anpassungsstörungen der kindlichen Lunge verbergen?

Es kann sich erstens um noch vorhandenes Fruchtwasser in der Lunge handeln, weshalb das Baby nach der Geburt erschwert atmet, stöhnt, mit den Nasenflügeln „flügelt" und Einziehungen am Oberkörper zu beobachten sind.

Zweitens kann es aber auch eine Lungenentzündung sein, wobei die Bakterien (z. B. B-Streptokokken) zu den häufigsten Erregern zählen.

Leider kann man anhand des klinischen Bildes und oft auch nach einer Lungen-Röntgenaufnahme nicht sofort entscheiden, um welche Erkrankung es sich handelt. Deshalb muss, eventuell nach einem kurzen Beobachtungsintervall durch den Kinderarzt im Kreißsaal, die Verlegung in die Kinderabteilung erfolgen. Der Entschluss zu einer antibiotischen Therapie wird dann, ähnlich wie bei der Neugeboreneninfektion, bedingt durch ein Amnioninfektionssyndrom der Schwangeren (siehe vorherige Frage), vom Verlauf der Erkrankung abhängig gemacht. Sollte sich aber eine Lungenentzündung als Ursache der Atemprobleme herausstellen, ist die Antibiotikatherapie mindestens für eine Woche fortzuführen.

Das hat zur Folge, dass das Baby nach einer Spontanentbindung auf keinen Fall wieder in die Geburtsklinik zurückverlegt werden kann.

4 Das Frühgeborene

❓ Wann ist ein Neugeborenes ein Frühgeborenes?

Alle Kinder, die vor 37 +0 Schwangerschaftswochen geboren werden, sind Frühgeborene. Das Geburtsgewicht ist dabei völlig nebensächlich für die Bezeichnung.

❓ Wie häufig sind Frühgeburten?

Etwa 6–7 % aller Neugeborenen kommen zu früh auf die Welt. Der Anteil der Kinder, die weniger als 1500 g bei der Geburt wiegen, liegt bei ca. 1–1,5 % aller Neugeborenen.

Dieser Anteil hat sich in den letzten Jahren nicht wesentlich verändert.

❓ Man kennt aus der Presse die Berichte von sehr kleinen Frühgeborenen. Was verbirgt sich dahinter?

Nach der Klassifikation unterscheidet man in der Gruppe der Frühgeborenen noch nach dem Geburtsgewicht. So sind alle Kinder unter 1500 g Kinder mit sehr niedrigem Geburtsgewicht (very low birthweight infants) und Kinder unter 1000 g Kinder mit extrem niedrigem Geburtsgewicht (extremly low birthweight infants) (Abb. 4.**1a** und **b**; Abb. 4.**2a** und **b**).

❓ Hat das Geburtsgewicht eine Bedeutung für das Überleben dieser kleinen Kinder?

Das Gewicht allein ist nicht so entscheidend, obwohl Gewicht und Schwangerschaftsalter (Reife) sehr eng miteinander

4 Das Frühgeborene

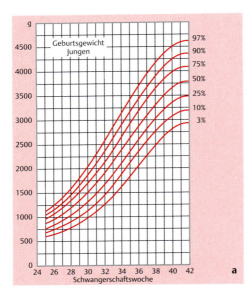

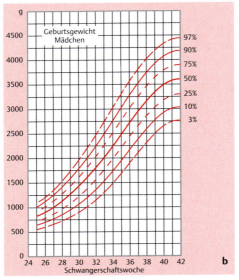

Abb. 4.1 Durchschnittliches Geburtsgewicht
a für Knaben
b für Mädchen
in Abhängigkeit von der Schwangerschaftsdauer (aus: Ursula Weller und G. Jorch. Aktuelle Perzentilenkurven für Körpergewicht, Körperlänge und Kopfumfang von Neugeborenen ab 25. SSW. Monatsschr. Kinderheilkd. (1993) 141: 665–669).

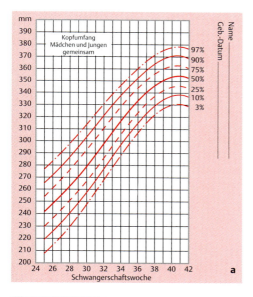
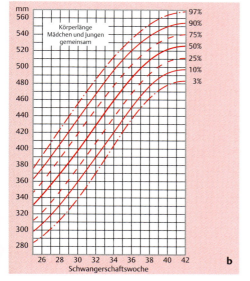

Abb. 4.2
a Durchschnittlicher Kopfumfang und **b** durchschnittliche Körperlänge in Abhängigkeit von der Dauer der Schwangerschaft (aus: Ursula Weller und G. Jorch. Aktuelle Perzentilenkurven für Körpergewicht, Körperlänge und Kopfumfang von Neugeborenen ab der 25. SSW. Monatsschr. Kinderheilkd. (1993) 141: 665–669).

verbunden sind. Viel entscheidender ist die Schwangerschaftswoche, in der das Baby geboren wird.

❓ Ab welcher Schwangerschaftswoche gibt es überhaupt Chancen für ein Überleben?

Es gibt Berichte aus der Literatur, dass Kinder mit knapp 22 Schwangerschaftswochen überlebt haben. Solche Berichte darf man auf keinen Fall überbewerten, denn selbst wenn das Schwangerschaftsalter wirklich stimmt, kann man hier nur von absoluten Ausnahmen sprechen.

Reale Chancen hinsichtlich des Überlebens, und zwar eines Überlebens ohne erhebliche Beeinträchtigung des Gesundheitszustandes, sind sicher erst ab kompletten 24 Schwangerschaftswochen zu erwarten.

Mit 24 und 25 Schwangerschaftswochen liegen die Überlebensraten bei 50–60 % bzw. bei 70–80 %, allerdings muss vor allem bei den Kindern von 24 Schwangerschaftswochen bei 30–40 % mit erheblichen, und zwar bleibenden Beeinträchtigungen des Gesundheitszustandes gerechnet werden.

❓ Was geschieht mit dem Frühgeborenen unmittelbar nach der Geburt?

Wie schon im Abschnitt der Geburt besprochen (s. Seite 15), ist es für die kleinen Kinder unter Umständen von lebenswichtiger Bedeutung, dass sie in einer Klinik geboren werden, wo die Geburtsabteilung mit der Neonatologie (auf Früh- und Risikoneugeborene spezialisierte Kinderabteilung) räumlich und fachlich eng kooperieren.

Bei der Geburt eines Frühgeborenen, sei es durch Kaiserschnitt oder spontan, sollte stets ein Neonatologe anwesend sein. Er wird entscheiden, welche Maßnahmen zusätzlich zur Routineversorgung eines jeden Neugeborenen zu ergreifen sind.

Die Intensität der Behandlung richtet sich also nach dem Zustand des Kindes und nicht ausschließlich nach der Schwangerschaftswoche.

❓ Wie ist die Vorgehensweise, falls die Geburt so schnell abläuft, dass eine Verlegung der Schwangeren in eine Geburtsklinik mit Neonatologie nicht mehr möglich ist?

Für solche Fälle halten spezialisierte Kinderkliniken, so genannte perinatologische Schwerpunktkliniken und Perinatalzentren, einen rund um die Uhr einsatzbereiten Abholdienst bereit. Dieses Team wird von der Geburtsklinik angefordert und übernimmt die Erstversorgung des Frühgeborenen nach der Geburt. Kann das Baby aus Gründen der Unreife oder wegen angeborener Erkrankungen nicht in der Geburtsklinik verbleiben, dann wird das Kind mittels Transportinkubator in die Kinderklinik verlegt.

Es wird also stets das Kind durch die Kollegen der Kinderklinik abgeholt und nicht von den Geburtshelfern verlegt.

❓ Was ist unter solch einem Transportinkubator zu verstehen?

Ein Transportinkubator ist ein Brutkasten auf einem Fahrgestell. Es wird also dafür gesorgt, dass das Baby warm untergebracht ist. Zusätzlich befinden sich „an Bord" ein Beatmungsgerät mit Sauerstoff- und Drucklufteinspeisung, ein Absauggerät, Überwachungs- und Infusionsgeräte (Abb. 4.**3**).

Die Neonatologen sind mit Hilfe dieses Inkubators in der Lage, auch extrem kranke und unreife Kinder während des Transportes von der Geburtsklinik in die Neonatologie zu versorgen. Allerdings stellt dieser Transport im Gegensatz zur „intrauterinen Verlegung", d. h. zur Verlegung des Kindes im Mutterleib, die ungünstigere Variante dar.

54 4 Das Frühgeborene

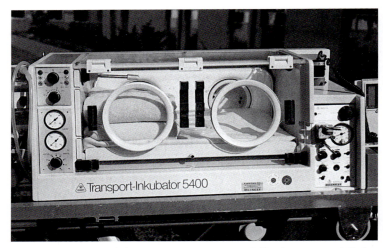

Abb. 4.**3** Transportinkubator zum Transport von Frühgeborenen und Risikoneugeborenen.

❓ Können auch Frühgeborene nach der Geburt bei der Mutter im Kreißsaal und später im Neugeborenenzimmer verbleiben?

Ja, bei Kindern mit komplettierten 35 bis 36 Schwangerschaftswochen gelingt es sehr oft, sie bei der Mutter zu belassen.

Allerdings müssen manche dieser Kinder nach einigen Tagen doch noch in die Kinderabteilung verlegt werden, da sie Probleme mit dem Trinken und in diesem Zusammenhang auch mit den Blutzuckerwerten (Unterzuckerung) bekommen können.

❓ Welche Maßnahmen erfahren die Kinder, die sofort in die Frühgeborenenabteilung verlegt werden müssen?

Unmittelbar nach der Geburt werden die Kinder in warme Tücher gehüllt und falls erforderlich, vorsichtig abgesaugt. Sind die Kinder stabil, werden sie nach einigen Minuten mittels Trans-

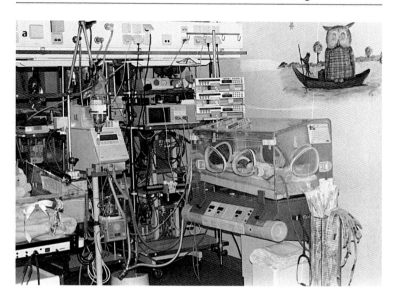
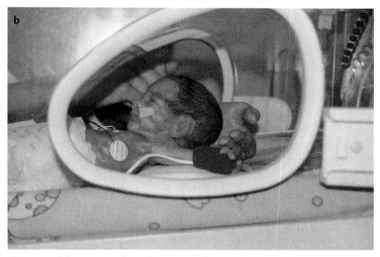

Abb. 4.**4** (**a**) Intensivpflegeplatz mit Inkubator auf einer Frühgeborenen-Intensivstation. (**b**) unbeatmetes Frühgeborenes der 26. Schwangerschaftswoche im Inkubator.

portinkubator in die Kinderabteilung gebracht und dort im Wärmebettchen bzw. Brutkasten (Inkubator) gelagert (Abb. 4.**4a** und **b**).

Häufig muss den Frühgeborenen eine Infusion (Tropf) angelegt werden, um sicherzustellen, dass keine Unterzuckerung und keine zu niedrigen Blutdruckwerte auftreten.

Beim Anlegen der Infusion wird gleichzeitig eine Blutprobe entnommen, um den Salzgehalt, den Zuckerwert und auch die weißen und roten Blutkörperchen zu bestimmen. Zusätzliche Untersuchungen werden nur dann durchgeführt, wenn es das Krankheitsbild des Kindes erfordert.

? **Wie werden Atem- und Herztätigkeit des Frühgeborenen überwacht? Es kann doch nicht ständig eine Kinderkrankenschwester in der Nähe sein?**

Gerade auf Frühgeborenen- und Frühgeborenenintensivstationen sind die Schwestern sehr nah bei den Kindern. Den Ärzten und Schwestern/Pflegern steht aber bei der Überwachung der Frühgeborenen die moderne Technik hilfreich zur Seite.

Die Babys werden, je nach gesundheitlichem Zustand, mehr oder weniger „verkabelt". Kleine Elektroden werden auf den Körper geklebt, mit deren Hilfe Atmung und Herzaktionen registriert werden können. Eine mit einem Pflaster oder Klettstreifen am Füßchen oder an der Hand angebrachte Sonde dient der Messung der Sauerstoffsättigung. Bei beatmeten Frühgeborenen können zusätzlich über eine kleine Messsonde die Sauerstoff- und Kohlensäurewerte des Blutes durch die Haut hindurch überwacht werden.

Diese Methoden sind auch für extrem kleine Frühgeborene wenig belastend und vermeiden Blutentnahmen, die ansonsten zur Überwachung des Zustandes der Frühgeborenen sehr häufig durchgeführt werden müssten.

❓ Wann können Mutter und Vater das verlegte Frühgeborene nach der Geburt erstmals sehen?

Für den Vater lautet die Antwort sofort. Er kann bei der Verlegung innerhalb der Klinik das Kind begleiten und so neben dem neuen Aufenthaltsort auch die Kinderkrankenschwestern und -pfleger kennen lernen, die das Baby betreuen werden. Falls im Kreißsaal noch kein Foto gemacht wurde, ist auf der Frühgeborenenstation auch noch Gelegenheit dazu.

Die Mutter wird bei Spontanentbindung schon einige Stunden nach der Geburt in der Lage sein, ihr Kind auf der Frühgeborenenstation zu besuchen.

Nach einer Kaiserschnittentbindung geht es leider nicht so zügig. Aber wir machen die Erfahrung, dass Mütter manchmal schon 24 Stunden nach der Schnittentbindung kreislaufmäßig so stabil sind, dass sie mit einem Rollstuhl zum Baby gefahren werden können, um die ersten Streicheleinheiten und Zärtlichkeiten mit ihrem Kind auszutauschen.

Sind die Frühgeborenen stabil und die Mutter noch nicht so fit, dann bringen die Schwestern der Frühgeborenenstation die Kinder auch schon einmal zum „Antrittsbesuch" zur Mutter auf die Wochenstation.

❓ Welche Möglichkeit hat die Mutter eines aus einer auswärtigen Geburtsklinik verlegten Kindes, ihr Baby zügig zu besuchen?

Verständlicherweise ist der Zeitraum bis zum ersten Besuch des Babys etwas länger für die Mütter, deren Kinder aus der Geburtsklinik in die Kinderklinik verlegt werden mussten, denn einen Krankentransport für diese Besuche gibt es nicht.

Allerdings erleichtern einige Geburtskliniken den Müttern die Besuche dadurch, dass sie ihnen nach Stabilisierung des Allgemeinbefindens, was in der Regel bei einer Spontanentbindung am Folgetag und bei einer Schnittentbindung nach 3–4 Tagen der Fall ist, täglich eine unentgeltliche Taxifahrt in die Kinderklinik genehmigen.

❓ Heißt Besuch auf der Frühgeborenenstation nur Streicheln und mit dem Baby reden?

Nein, ganz und gar nicht. In Abhängigkeit vom Zustand des Kindes und nicht abhängig von der Schwangerschaftswoche und vom Gewicht, können die Eltern das Kind auch außerhalb des Wärmebettchens oder des Brutkastens halten, sie können mit dem Kind „Känguruhen". Dabei wird das Kind auf den nackten Oberkörper von Mutter oder Vater gelagert, welche es sich auf einem Liegestuhl bequem gemacht haben. Ein gewärmtes Badetuch oder ein Fell schützt das Kind vor zu großen Wärmeverlusten (Abb. 4.**5a** und **b**).

❓ Können Frühgeborene schon mit den Eltern „reden"?

Nein, reden können die Kinder natürlich noch nicht, aber Ihre Gedanken hat Didi Macedo aus London in Worte gefasst, welche wir nur ein wenig verändert haben (Abb. 4.**6**)

❓ Der Austausch von Zärtlichkeiten mit dem Baby stellt sozusagen die Kür dar. Wie aber sieht es mit der Einbindung der Eltern in das Pflichtprogramm, dem Höschenwechseln, dem Baden und dem Füttern aus?

Auch die Pflicht lässt nicht lange auf sich warten. Die Kinderkrankenschwestern beziehen die Eltern von Beginn an in die Versorgung ihres Babys ein. Natürlich müssen dort erst kleine oder größere Hemmschwellen überwunden werden, wenn bei einem Kind von vielleicht 1200 g die Pampers gewechselt werden oder dieses Kind gar ein Bad nehmen soll, wobei bei so einem kleinen Frühchen eine große Salatschüssel oder Puppenbadewanne anstelle der normalen Säuglingsbadewanne zum Einsatz kommen kann (Abb. 4.**7**).

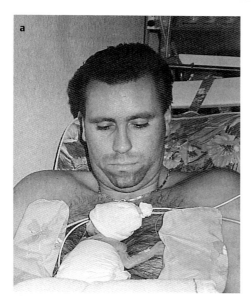

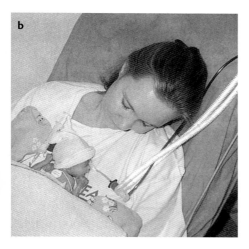

Abb. 4.5
a Vater beim „Känguruhen" mit seinem sehr kleinen Frühgeborenen und **b** „Känguruhen" ist auch mit einem beatmeten Frühgeborenen möglich.

> Liebe Mama und lieber Papa!
>
> Ich bin ganz winzig, ich wurde zu früh geboren
> und es kann sein, dass ich klein bin.
>
> Ich weiß, dass es schwierig ist, mit mir umzugehen,
> wenn ich im Glashaus liege mit Monitor und Alarmen,
> Magensonde und solchen Dingen.
>
> Ich kann verstehen, dass es nicht einfach ist
> mit mir zu schmusen, weil ich so klein bin
> und Ihr vielleicht ein bisschen Angst habt,
> aber ich liebe Euch.
>
> Ich kann meine Gefühle nicht aussprechen.
> Wenn Ihr mir eine Hand reicht
> werde ich mich noch mehr anstrengen,
> zum Leben „Ja" zu sagen.
> Wenn Ihr meinen Kopf, mein Gesicht
> und meinen Körper streichelt
> werdet Ihr sehen, dass ich auf die liebevolle Stimulierung,
> die Ihr mir durch Eure Berührung gebt,
> antworten werde.
>
> Mama und Papa,
> Ihr könnt mehr tun, als mir nur von außen durch
> das „Glashaus" zuzuschauen.
> Ich brauche zwar die Fürsorge der Ärzte und Schwestern,
> aber ich brauche Euch wirklich auch.
>
> Ich kann Euch riechen,
> kann Eure Berührungen spüren, wenn Ihr mich streichelt
> und kann Euch hören, wenn Ihr mir leise etwas erzählt.
>
> Euer Baby!

Abb. 4.6 „Worte" eines Frühchens an seine Eltern (frei nach Didi Macedo, London).

❓ Wer darf die Babys auf der Frühgeborenenstation besuchen?

Es gibt sehr unterschiedliche Besucherregeln in den einzelnen neonatologischen Abteilungen. Die Spanne reicht von „Alle dürfen zu jeder Zeit auf die Station" bis hin zu eingeschränkten Besuchszeiten selbst für die Väter.

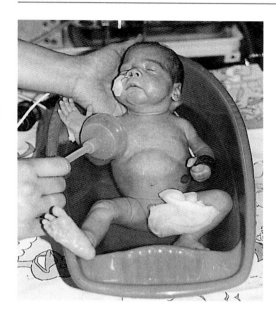

Abb. 4.7 Das erste Bad in einer Puppenbadewanne.

Wir selbst handhaben es so, dass Mutter und Vater uneingeschränkt zu ihrem Kind kommen können. Bei alleinstehenden Müttern darf eine zusätzliche Bezugsperson die Position des Vaters einnehmen. Geschwisterkinder sowie Verwandte und Freunde können das Kind ab der zweiten Lebenswoche ein Mal wöchentlich besuchen. Dabei ist besonders bei kleinen Geschwisterkindern darauf zu achten, dass keine Infektionen wie z. B. Windpocken in der Umgebung (Kindergarten, Spielgruppe u. a.) vorhanden sind.

Natürlich gibt es auch von dieser Regel Ausnahmen, die im Einzelfall mit Eltern, Schwestern und Ärzten besprochen werden.

Hintergrund dieser Regelung ist vor allem, dass wir eine ruhige, harmonische Atmosphäre auf der Station haben möchten, die durch einen zu lebhaften Publikumsverkehr deutlich beeinträchtigt werden kann. Außerdem wollen wir unsere kleinen Patienten vor Infektionen schützen.

Diese eingeschränkte Besuchsregel wird von den Eltern nicht nur akzeptiert, sondern ausdrücklich begrüßt.

? Müssen besondere Regeln beim Besuch der kleinen Frühgeborenen beachtet werden?

Die Eltern gelangen durch eine Schleuse, einem Raum, in dem sie ihre Taschen, Jacken und Mäntel wegschließen können und in dem sie ihre Hände waschen und desinfizieren, auf die Station. Die Eltern sollten das Pflegepersonal und die Ärzte davon in Kenntnis setzen, wenn sie selbst erkrankt sind oder sich in ihrer Umgebung ansteckende Erkrankungen ereignet haben. So kann entschieden werden, ob überhaupt und wenn ja, welche Vorsichtsmaßnahmen zum Schutze des Frühchens zu ergreifen sind.

? Gilt eine spezielle „Bekleidungsordnung" auf der Frühgeborenen- und Intensivstation?

Noch vor einigen Jahren mussten sich die Eltern in grüne Kittel hüllen, bevor sie zu ihrem Kind gelangen konnten.

Diese Prozedur, so hat sich gezeigt, bietet den Frühchen keinen zusätzlichen Schutz und verursacht erhebliche Kosten. Aus diesem Grunde können wir in der Regel auf das Umkleiden der Eltern verzichten.

Notwendig ist es nur dann, wenn bestimmte Infektionen vorhanden sind oder das zu besuchende Kind erheblich in seiner Abwehrlage geschwächt ist.

Die Kinderkrankenschwestern und -pfleger sowie die ständig auf der Station tätigen Ärzte tragen eine so genannte Bereichskleidung. Während des direkten Umgangs mit den kleinen Patienten ziehen sie einen Schutzkittel über. Händewaschen erfolgt mehrmals täglich und die Desinfektion der Hände geschieht vor und nach jedem Kontakt mit dem Kind.

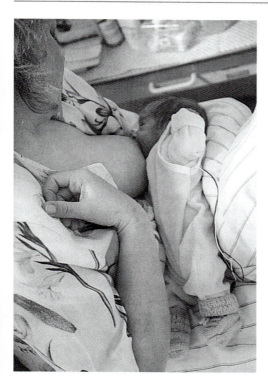

Abb. 4.**8** Frühgeborenes beim Trinken an der Brust.

❓ Wie werden die Frühgeborenen gefüttert?

In der Mehrzahl der Fälle sind besonders die sehr kleinen Frühgeborenen noch nicht in der Lage, allein aus der Brust oder dem Fläschchen zu trinken, wobei es auch hier ganz pfiffige Frühchen gibt, die schon mit 32 Wochen so tun, als hätten sie nie etwas anderes getan, als an der Brust zu saugen (Abb. 4.**8**).

Oft bekommen die Frühchen wegen der noch vorhandenen Trinkschwäche parallel zur Infusion von Zucker- und Salzlösungen ihre Nahrung mit einem kleinen Schlauch, einer Sonde, direkt in den Magen. Das geschieht entweder durch langsames Hineinspritzen mit einer Spritze oder dadurch, dass eine Spritze mit Nahrung einfach ins Innere des Brutkastens gehängt wird und die Nahrung aufgrund der Schwerkraft durch die Sonde in den Magen läuft.

❓ Wann bekommen die Frühchen ihre erste Mahlzeit?

Schon einige Stunden nach der Geburt beginnt man, den Magen mit kleinsten Mengen Tee zu spülen.

Manchmal befinden sich noch Fruchtwasserreste und auch geringe Mengen von Hämatin (durch Magensäure verändertes Blut) im Magen, welches aus kleinen oberflächlichen Verletzungen der Magenschleimhaut stammt oder unter der Geburt verschluckt wurde. Diese Reste werden dann verworfen.

Nach der „Teespülung" wird geschaut, ob der Tee auch aus dem Magen in den Darm transportiert wird, indem der sondierte Tee nicht sofort wieder abgezogen wird, sondern im Magen verweilt. Wird der Tee vertragen, dann gibt es die erste vollwertige Mahlzeit, nämlich 1 – 2 ml Muttermilch bzw. eine spezielle Frühgeborenennahrung, wobei diese anfangs oft noch 1 : 1 mit Tee verdünnt wird.

❓ Wie viele Mahlzeiten werden den Frühgeborenen verabreicht?

Die Anzahl der Mahlzeiten ist abhängig von der Reife des Kindes, d. h. von der Schwangerschaftswoche, in der das Baby geboren wurde. Kinder unter 1000 g erhalten oft acht bis zehn bis zwölf Mahlzeiten innerhalb von 24 Stunden. Gelegentlich sind aber auch 24 kleine Portionen nötig. Weniger als 6 – 8 Mahlzeiten werden aber keinem Frühchen verabreicht.

Manchmal gelingt es schon bei Kindern ab der 32. Schwangerschaftswoche, sie nach dem eigenen Bedarf zu füttern, also immer dann, wenn sie sich durch Schreien oder Unruhe bemerkbar machen, sich „melden".

Eine Dauersondierung der Nahrung mittels Infusionspumpe sollte möglichst nicht erfolgen und nur ganz besonderen Fragestellungen vorbehalten bleiben.

4 Das Frühgeborene

**❓ In den ersten Lebenstagen nehmen die sehr kleinen Frühgeborenen noch sehr wenig Muttermilch oder spezielle Frühgeborenennahrung zu sich.
Was geschieht mit der überschüssigen Milch der Mutter, die das Baby noch nicht bekommen kann?**

Hat die Mutter mehr Milch, als das Frühchen zum gegebenen Zeitpunkt braucht oder vertragen kann, dann wird die Milch im Tiefkühlschrank eingefroren. In diesem Zustand ist sie über Monate haltbar und kann bei Bedarf aufgetaut und verfüttert werden.

❓ Muss die Milch auch tiefgefroren werden, wenn die Mutter schon entlassen ist und die Milch von zu Hause in die Klinik bringt?

Günstiger ist es in jedem Fall, wobei die Kühlkette während der Fahrt in die Klinik nicht unterbrochen werden sollte. Die Eltern müssten sich deshalb eine Kühltasche zulegen.

Hat die Mutter abgepumpt und begibt sich sofort in die Klinik, dann reicht es, in der Zwischenzeit die Milch im Kühlschrank zu lagern und kühl in die Klinik zu bringen, wo sie alsbald verfüttert wird.

Einfrieren ist in diesem Fall nicht erforderlich.

❓ Alle Neugeborenen sollen Vitamin K erhalten. Gilt das auch für Frühgeborene?

Auf jeden Fall. Wegen der Unreife, die auch zu einer verminderten oder fehlenden Aufnahme des Vitamins in den kleinen Körper führen kann, erhalten nur stabile Frühgeborene das Vitamin in Tropfenform. Genau wie bei reifen Kindern werden 2 mg verabreicht.

Kranke oder in ihrem Allgemeinbefinden erheblich beeinträchtigte Frühchen bekommen das für die Blutgerinnung so wichtige Vitamin als kleine Spritze unter die Haut oder direkt in eine Vene. Die benötigte Menge ist in diesen Fällen aber geringer, nämlich nur 0,2 mg.

Die tägliche Arbeit auf der neonatologischen Station hat gezeigt, dass wir mit dieser geringen Menge häufig nicht auskommen und die Kinder oft schon am ersten Lebenstag eine erneute Vitamin-K-Dosis erhalten müssen.

❓ Sind auch bei Frühgeborenen die Wiederholungsgaben des Vitamin K zur U2 und U3 notwendig? Wenn ja, in welcher Form?

Auch Frühgeborene erhalten diese Wiederholungsgaben, und ähnlich der Erstgabe, hängt die Art der Verabreichung vom Zustand des Kindes ab. Es ist also bei extrem kleinen Frühgeborenen möglich, dass sie auch zur U2 das Vitamin K als Spritze bekommen müssen. Die dritte Gabe erfolgt aber meist in Tropfenform.

❓ Vitamin D ist für reife Kinder für den Knochenstoffwechsel sehr wichtig. Kleine Frühgeborene wachsen doch in kurzer Zeit sehr viel schneller. Wird dem in der Medikamentendosierung Rechnung getragen?

Ja, alle Frühgeborenen (außer die Kinder unter 1000 g) erhalten vom 8. Lebenstag an nicht 500, sondern 1000 E Vitamin D. Diese Dosis sollte bis zum Erreichen des errechneten Geburtstermins verabreicht und dann wieder auf die übliche Dosis von 500 E reduziert werden.

Zusätzlich bekommen auch die Frühgeborenen Fluor, um eine günstige Zahnmineralisierung zu gewährleisten.

❓ Bei Frühgeborenen fällt der rote Blutfarbstoff nach der Geburt sehr schnell ab. Wodurch geschieht das?

Dafür gibt es im Wesentlichen zwei Gründe. Einerseits ist die Produktion roter Blutzellen deutlich herabgesetzt, weil ein Faktor, der in der Niere produziert wird, das Erythropoetin, nicht in ausreichender Menge vorhanden ist. Andererseits entsteht besonders bei kranken Frühgeborenen durch die notwendigen Blutentnahmen ein erheblicher Blutverlust, der durch eine Neuproduktion nicht ausgeglichen werden kann. Mit dem Blut geht dem Körper auch sehr viel Eisen verloren, welches eine Schlüsselposition im roten Blutfarbstoff einnimmt.

❓ Wie viel Blut hat ein Frühgeborenes?

Das Blutvolumen entspricht etwa 10 % des Körpergewichtes, so dass ein Frühgeborenes von 1500 g ein Blutvolumen von rund 120–150 ml hat.

❓ Wie kann einer Blutarmut beim Frühgeborenen vorgebeugt werden?

Die Blutarmut, auch Anämie genannt, kann man bei sehr kleinen Frühchen nur schwer verhindern, aber man kann die Blutverluste minimieren.

Zuerst muss ganz streng festgelegt werden, wie häufig welche Blutuntersuchung notwendig ist. Auf keinen Fall darf eine Blutprobe entnommen werden, um irgend welche Routineprogramme abzuspulen. Ist eine Blutuntersuchung zwingend notwendig, dann gibt es heute auf vielen Frühgeborenenstationen Analysegeräte, die für die Bestimmung mehrerer Parameter nur Blutmengen im Mikrobereich benötigen. Sollten solche Mikromethoden nicht zum Einsatz kommen können, ist es schnell möglich, dass einem sehr kranken, extrem kleinen Frühchen in den ersten Lebenstagen gut 10–20 ml Blut für Blutuntersuchungen entzogen werden.

Seit Anfang 1995 ist es möglich, den Mangel an Erythropoetin auszugleichen, denn es ist seit dieser Zeit als Medikament auf dem Markt. Allerdings sind die dazu durchgeführten Studien nicht eindeutig, so dass dieses Medikament nicht in allen Kliniken eingesetzt wird. Außerdem ersetzt es nicht das verantwortungsbewusste, überlegte Handeln bei den Blutentnahmen, denn der Effekt tritt erst nach einigen Wochen ein.

Zusätzlich zum Erythropoetin, aber auch dann, wenn es in der jeweiligen Klinik nicht im Einsatz ist, bekommen die Frühgeborenen Eisen in Form von Tropfen verabreicht, um den vorhandenen Eisenmangel auszugleichen bzw. den erhöhten Eisenbedarf bei einer Erythropoetintherapie sicherzustellen. Die Eisensubstitution sollte ca. drei Monate auch nach der Klinikentlassung fortgeführt werden.

Der Kinderarzt wird durch Kontrollen der Blutwerte entscheiden, wann der Zeitpunkt zum Beenden der Behandlung gekommen ist.

❓ Was geschieht, wenn trotz aller Mikromethoden eine starke Blutarmut auftritt?

In solchen Fällen müssen dem Frühgeborenen rote Blutzellen eines Spenders gegeben werden, es muss eine Transfusion von Erythrozyten (roten Blutzellen) erfolgen.

❓ Mit welchen Risiken für das Baby muss man bei einer Bluttransfusion rechnen?

Die Blutkonserven werden den neonatologischen Stationen durch Institute für Transfusionsmedizin oder dem Deutschen Roten Kreuz zur Verfügung gestellt. Bevor das Blut aber den Patienten erreicht, werden viele Untersuchungen durchgeführt, welche einerseits die Verträglichkeit des Blutes zwischen Spender und Empfänger beinhalten, andererseits Infektionen wie die infektiöse Gelbsucht (Hepatitis) und AIDS ausschließen sollen.

Zum Schutz vor den gefährlichen Zytomegalieviren werden die roten Blutzellen grundsätzlich noch gefiltert.

Allerdings bleibt trotz aller Umsicht und Sorgfalt ein kleines Restrisiko einer Infektionsgefährdung, über welches die Eltern des Frühgeborenen vor der Transfusion durch den Neonatologen aufgeklärt werden müssen. Im Anschluss daran ist die schriftliche Einwilligung der Eltern zur Durchführung der Transfusion einzuholen.

❓ Wenn das Kind schon Blut bekommen muss, warum dann nicht das Blut des Vaters oder das eines nahen Verwandten?

Diese Frage ist verständlich und prinzipiell ist es auch möglich, eine Verwandtenblutspende durchzuführen. Doch leider ist es in vielen Kliniken Deutschlands zur Zeit nicht möglich, solch eine Blutspende zu realisieren, da es wegen der engen verwandtschaftlichen Beziehungen (Vater bzw. Mutter zum Kind) zu Unverträglichkeitsreaktionen im Sinne einer Graft versus Host-Reaktion (der Spender agiert gegen den Wirt) kommen kann.

An einigen Kliniken wird trotz Kenntnis dieser Tatsache erfolgreich mit Verwandtenblutspenden gearbeitet, wobei die Blutkonserven/Erythrozytenkonzentrate speziell behandelt, nämlich gewaschen und bestrahlt werden.

Die Eltern sollten das jeweilige Vorgehen vor der Durchführung der Transfusion mit dem betreuenden Arzt ausführlich erörtern und nach den örtlichen Gegebenheiten verfahren.

❓ Wegen einer manifesten oder drohenden Infektion bei der Mutter musste die Schwangerschaft frühzeitig beendet werden. Was geschieht mit diesen Kindern auf der Frühgeborenenstation?

Neben der Versorgung, die jedem Frühgeborenen zuteil wird, muss bei diesen Kindern untersucht werden, ob die Infektion der Mutter schon auf das Baby übertragen wurde. Zu diesem Zweck werden neben der Bestimmung der Blutwerte (weiße und rote Blutkörperchen) auch Blutproben (gegebenenfalls auch Hautabstriche und der Magensaft) für mikrobiologische Untersuchungen abgenommen.

Sind die Infektionszeichen bei der Mutter eindeutig und zeigt auch das Baby klinische Symptome, nämlich eine schnelle Atmung, Untertemperatur oder Fieber, niedrige Blutdrucke und ein „septisches Aussehen", dann wird der Neonatologe aus Sicherheitsgründen eine antibiotische Behandlung beginnen.

❓ Falls eine antibiotische Behandlung eingeleitet wurde, für wie viele Tage muss sie erfolgen?

Nach 48–72 Stunden, dann nämlich, wenn die ersten, oft allerdings nur vorläufigen Befunde der mikrobiologischen Untersuchungen vorliegen, wird sich der behandelnde Arzt entscheiden.

Sind die Befunde und der klinische Zustand in Ordnung, dann kann die antibiotische Behandlung unter Umständen beendet werden. Das Kind sollte aber noch für ein bis zwei Tage unter Beobachtung bleiben.

Sind keine Keime im Blut nachweisbar, aber die weißen Blutkörperchen und ein spezielles Eiweiß (CRP) im Sinne einer Infektion verändert, so wird die Behandlung wenigstens bis zur Normalisierung dieser Befunde, etwa eine Woche, dauern.

Sind im Blut Bakterien nachweisbar, dann handelt es sich um eine bakterielle Blutvergiftung, um eine Sepsis.

Die Behandlungsdauer liegt nun in Abhängigkeit vom Erreger zwischen 10 und 14 Tagen und 3–4 (–6) Wochen.

Ist es bei einer Sepsis auch zu einer Infektion der Hirnhäute (Meningitis) gekommen, was nicht selten der Fall ist, dann ist gegebenenfalls auch eine noch längere Therapiedauer notwendig.

❓ Reagieren Frühgeborene bei einer Infektion auch mit Fieber und Erbrechen, wie es bei älteren Kindern der Fall ist?

Leider sind die Hinweiszeichen für eine Infektion bei den unreifen Kindern oft sehr unspezifisch.

Temperaturunregelmäßigkeiten mit leichter Untertemperatur bis hin zu subfebrilen Werten um 38 °C, wiederkehrende Abfälle in der Sauerstoffsättigung oder Atemaussetzer können Hinweise auf eine beginnende Infektion sein. Sie sind dann Anlass dafür, mit Hilfe von Blutuntersuchungen den Verdacht zu bestätigen oder auszuschließen.

Die sicherste Information aber erhält der Neonatologe von der erfahrenen Frühchenschwester, die das Baby versorgt. Sie merkt am schnellsten, dass das Baby nicht gut drauf ist. Die Aussage: „Die Lea gefällt mir heute aber gar nicht", ist als ein Alarmzeichen zu werten, auch wenn die Laborwerte noch normal sind.

❓ Die Behandlung mit Antibiotika ist in der Bevölkerung eher nicht sehr beliebt. Wann werden sie bei den Frühgeborenen eingesetzt?

Sobald klinische Zeichen auf eine Infektion deuten, ist nach Abnahme von Blut- und Urinproben, manchmal auch von Proben der Rückenmarksflüssigkeit, unversehens mit einer antibiotischen Behandlung zu beginnen, da sonst Gefahr für das Leben des Kindes besteht.

Es kann also auf keinen Fall abgewartet werden, bis die Untersuchungsergebnisse aus dem Labor bzw. aus der Mikrobiologie (Einrichtung, in der Proben aller Art auf den Gehalt an Bakterien oder Viren untersucht werden können) eingetroffen sind.

Sind keine Keime nachweisbar und der Zustand des Kindes bessert sich, bzw. es findet sich eine andere Ursache als Erklärung für die Verschlechterung des kindlichen Zustandes, dann sollte die antibiotische Behandlung aber auch zügig beendet werden.

In der klinischen Praxis vergehen bis zu diesem Zeitpunkt etwa 3 – 5 Tage.

❓ Können die eingesetzten Antibiotika dem Frühgeborenen schaden?

In der Regel werden Antibiotika zum Einsatz kommen, deren Verträglichkeit auch beim sehr kleinen Frühgeborenen bekannt ist. Von einigen Medikamenten (z. B. Gentamycin oder Vancomycin) wissen wir, dass bei schlechter Nierenfunktion der Anteil des Medikamentes im Blut so ansteigen kann, dass unerwünschte Nebenwirkungen (Hörstörungen) auftreten können. Aus diesem Grunde werden beim Einsatz dieser Antibiotika routinemäßig neben den Nierenwerten auch die Blutspiegel der Medikamente kontrolliert.

❓ Es wurde über die Überlebensaussichten sehr unreifer Frühgeborener gesprochen. Welche Probleme stehen dabei im Vordergrund?

Wie in unserem Körper spielt auch in dem der sehr kleinen Frühgeborenen die Versorgung mit Sauerstoff eine ganz zentrale Rolle. Ohne Sauerstoff ist kein menschliches Leben möglich. Mit der Atemluft gelangt der Sauerstoff in die Lunge und schließlich mit dem Blutstrom in die einzelnen Organe des Körpers.

Frühgeborene haben bis 34/35 Schwangerschaftswochen einen mehr oder weniger ausgeprägten Mangel an einem Oberflächenfaktor der Lunge, dem Surfactant, welcher aber für einen ungestörten Gasaustausch unbedingt erforderlich ist.

❓ Was sind die Folgen dieses Surfactantmangels?

Ohne Surfactant, d. h. ohne den Oberflächenfaktor, fällt die Lunge in der Ausatemphase in sich zusammen und die Sauerstoffaufnahme ist stark vermindert oder gänzlich unmöglich. Damit fehlt der Sauerstoff der Lunge selbst, aber auch allen anderen Organen des kleinen Körpers. Dieser Sauerstoffmangel lässt sich meist auch nicht durch Steigerung des Sauerstoffanteils in der Einatemluft beheben.

❓ Welche Möglichkeiten gibt es, die Sauerstoffversorgung aller Organe sicherzustellen?

Wir haben verschiedene Möglichkeiten, dem Frühgeborenen die Sauerstoffversorgung zu sichern.

Primär wird der Neonatologe den Anteil an Sauerstoff in der Einatemluft, welcher ohne zusätzlichen Sauerstoffbedarf bei 21 % liegt, steigern, bis schließlich sogar reiner Sauerstoff (100 % Sauerstoff) angeboten wird. Allerdings ist der Sauerstoff in seiner Anwendung nicht unproblematisch, weshalb wir möglichst niedrige Konzentrationen über möglichst kurze Zeitintervalle anstreben.

Gelingt es nicht, mit zusätzlicher Sauerstoffzufuhr die Versorgung zu sichern, dann müssen in erster Linie spezielle Formen der Atemhilfe oder Beatmung zur Anwendung kommen.

❓ Was ist unter Atemhilfe bzw. Beatmung zu verstehen?

Bei der *Atemhilfe*, auch CPAP genannt, wird mittels eines Beatmungsgerätes über einen in der Nase liegenden dünnen Schlauch (Tubus), in beiden Nasenlöchern applizierte Brongs (zwei kleine Schläuche) oder über eine kleine Nasen-Maske ein Sauerstoff-Luft-Gemisch in den Rachen geleitet. Durch die Flussgeschwindigkeit des Gases entsteht ein Druck in der Lunge, der verhindert, dass die Lunge in der Ausatemphase zusammenfällt. Dabei atmet das Frühgeborene aber spontan, d. h. es atmet allein und wird nicht beatmet.

Bei der *Beatmung* liegt dieser dünne Schlauch (Tubus) nicht im Rachen, sondern in der Luftröhre, Trachea. Zusätzlich zum positiven Druck in der Ausatemphase wird in regelmäßigen Intervallen mit Hilfe des Beatmungsgerätes ein Sauerstoff-Luft-Gemisch in die Lunge gepresst. In diesem Falle wird die hauptsächliche Atemarbeit durch das Beatmungsgerät aufgebracht.

❓ Mit Atemhilfe oder Beatmung ist doch ein Mangel an der Oberflächensubstanz (Surfactant) sicher nicht zu beheben. Gibt es diese Substanz als Medikament?

Seit Ende der 80er, Anfang der 90er Jahre steht den Neonatologen in Deutschland das Surfactant als Substanz zur Verfügung (z. B. Alveofact) und wird beim Atemnotsyndrom, d. h. bei einer unzureichenden Sauerstoffversorgung aufgrund des Fehlens von Surfactant, zum Einsatz gebracht (Abb. 4.**9a** und **b**).

? Wie kann man sich die Surfactanttherapie praktisch vorstellen?

Das Frühgeborene mit unzureichender Atmung bekommt einen kleinen Schlauch in die Luftröhre gelegt (es wird intubiert) und wird mit Hilfe eines Beatmungsgerätes beatmet. Sind hohe Beatmungsdrucke und ein hoher Gehalt an Sauerstoff in der Einatemluft notwendig, um ausreichende Sauerstoffwerte im Blut zu erzielen, dann wird über den liegenden Tubus mittels eines noch dünneren Schlauches das Surfactant in die Lunge des Frühgeborenen gespritzt.

Spricht das Frühchen auf die Behandlung an, dann werden sich die Sauerstoffwerte im Blut innerhalb von Minuten bessern und die Sauerstoffkonzentration in der Einatemluft kann drastisch reduziert werden.

Manchmal ist es notwendig, die Surfactantgabe zu wiederholen, um einen bleibenden Effekt zu erreichen.

? Muss das Kind zur Surfactantgabe unbedingt intubiert und beatmet werden?

Nein, bei stabilen Frühgeborenen nur mit erhöhtem Sauerstoffbedarf kann man diese Substanz auch ohne Beatmung unter einer Atemhilfe (CPAP) bei erhaltener Eigenatmung (Spontanatmung) verabreichen.

? Auf welche Weise wird das Surfactant gewonnen, ist es ein synthetisches Produkt?

In Deutschland sind derzeit vier Surfactantpräparate zugelassen. Es gibt ein synthetisches Präparat auf dem Markt (Exosurf neonatal), welches in Deutschland wegen des nicht so günstigen Effektes seltener als die natürlichen Surfactantpräparate Alveofakt, Survanta und Curosurf eingesetzt wird.

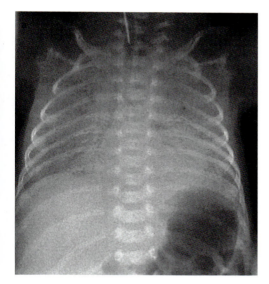

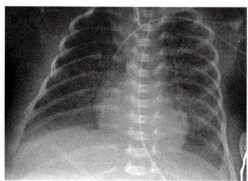

Abb. 4.9
a schweres Atemnotsyndrom und
b Lungenbefund nach Surfactantgabe, wobei die Lunge nun weitgehend belüftet ist.

❓ Mit welchen Nebenwirkungen ist beim Einsatz von Surfactant zu rechnen?

Als Nebenwirkung der Surfactanttherapie ist derzeit eine Erhöhung des Risikos einer Lungenblutung um ca. 50 % und einer erst- bis zweitgradigen Hirnblutung bei sehr unreifen Kindern (600–750 g) um ca. 30 % zu nennen. Diese potentiellen Nebenwirkungen sind verglichen mit dem Nutzen der Surfactantanwendung für das Kind von untergeordneter Bedeutung.

Über immunologische Langzeitwirkungen auf den Organismus durch die natürlichen Surfactantpräparate gibt es noch keine Aussagen.

❓ Die Anwendung von Sauerstoff als Medikament in der Behandlung von Frühgeborenen birgt doch auch Gefahren in sich. Welche Negativwirkungen sind zu erwarten?

Der Sauerstoff in der Hand des Mediziners ist ein Medikament und wird aus diesem Grunde auch wie ein solches behandelt. Mit anderen Worten, Sauerstoff kommt nur dann zur Anwendung, wenn es medizinisch notwendig ist.

An unerwünschten Nebenwirkungen kennen wir bei den sehr kleinen Frühgeborenen von weniger als 1500 g Veränderungen am Augenhintergrund. Es kann zu einem überschießenden Wachstum von Blutgefäßen im Auge kommen, was schließlich sogar zur Ablösung der Netzhaut und damit zur Erblindung führen kann.

Zum Glück ist dieses Vollbild der Erkrankung, die Retinopathie, sehr selten.

Trotz der Anwendung von Surfactant und dem damit verbundenen viel selteneren Einsatz von Sauerstoff ist die Häufigkeit auch von leichteren Fällen der Retinopathie nicht gesunken.

Um rechtzeitig schon beginnende Veränderungen am Auge zu bemerken und falls notwendig zu behandeln, wird bei allen Frühgeborenen bis 1500 g und den älteren Frühchen, die Sauerstoff bekommen haben, in regelmäßigen Abständen eine augenärztliche Untersuchung in der Klinik durchgeführt.

❓ Welche Art der Behandlung der Retinopathie steht dem Augenarzt zur Verfügung?

Frühformen der Erkrankung (Stadium I–II) bedürfen keiner Intervention (Behandlung), müssen aber engmaschig kontrolliert werden. Sie bilden sich oft in Wochen vollständig zurück und hinterlassen keinerlei Sehprobleme.

Ab Stadium III der Retinopathie kommt neben der Kältebehandlung, Kryotherapie, in einigen Augenkliniken auch der Laser zur Anwendung.

Die Operation wird in Allgemeinnarkose durchgeführt und ist in der Regel auch für die zum Teil noch sehr kleinen Frühgeborenen wenig belastend.

Über die Prognose der Erkrankung ab Stadium III kann keine Pauschalaussage getroffen werden.

Der Augenarzt und der behandelnde Neonatologe werden im Einzelfall ausführlich mit den Eltern über die Prognose der Erkrankung bei ihrem Kind sprechen und sie über jeden Schritt in der Behandlung auf dem Laufenden halten.

? Welche negativen Auswirkungen können der Sauerstoff und die Beatmung auf die Lunge haben?

Die Tatsache, dass die Lunge eines extrem kleinen Frühgeborenen atmen soll, ist in hohem Maße unphysiologisch, denn im Mutterleib findet kein Gasaustausch über die Lunge statt.

Wird eine solche Lunge beatmet und zudem noch mit Sauerstoff konfrontiert, dann kann es in Abhängigkeit der einzelnen Beatmungsparameter wie Druck und Dauer der Beatmung sowie Konzentration und Dauer der Sauerstoffzufuhr zu ausgeprägten Umbauprozessen (bronchopulmonale Dysplasie) in der noch unreifen Lunge kommen (Abb. 4.**10**).

? Kann der Neonatologe diese Umbauprozesse beeinflussen, sie gar abwenden?

Eine strenge Indikationsstellung sowohl für den Einsatz von Sauerstoff als auch für den Einsatz der Beatmung ist die beste Möglichkeit, Folgeschäden an der Lunge zu minimieren oder gänzlich zu vermeiden.

Gibt es röntgenologisch oder durch eine anhaltende, bzw. erneut auftretende Störung im Gasaustausch (steigender Sauer-

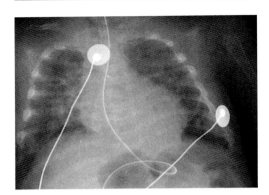

Abb. **4.10** Schwere bronchopulmonale Dysplasie bei einem sehr kleinen Frühgeborenen.

stoffbedarf, ansteigende Köhlensäurewerte im Blut) Anzeichen für Umbauprozesse in der Lunge, so kann der Neonatologe die Entwicklung einer bronchopulmonalen Dysplasie durch den Einsatz von Kortison günstig beeinflussen. Häufig gelingt es, einige Tage nach Beginn der Kortisontherapie das Frühgeborene vom Beatmungsgerät zu entwöhnen.

Das Kortison ist ein körpereigenes Hormon, welches in der Nebenniere gebildet wird. Mit dem Einsatz von Kortison über einen kurzen Zeitraum in einer niedrigen Dosierung unterstützen wir den Körper dabei, die Umbauprozesse in der Lunge in Grenzen zu halten, so dass möglichst keine dauerhafte Schädigung der Frühgeborenenlunge eintritt.

Allerdings gibt es Anzeichen dafür, dass der wiederholte und frühzeitige Einsatz von Kortison am sehr unreifen Organismus langfristig insbesondere für das Gehirn ungünstige Folgen hat.

Aus diesem Grund wird der Neonatologe die Behandlung mit Kortison genauso gewissenhaft abwägen, wie die Behandlung mit allen anderen Medikamenten einschließlich des Sauerstoffes.

? Kann die Dauer einer Beatmung eines Frühgeborenen vorausgesagt werden?

Leider nicht. Grundsätzlich gilt aber, dass sich in den letzten Jahren, besonders seit Einführung der Surfactanttherapie, die Beatmungszeiten und die Dauer der Sauerstofftherapie deutlich verringert haben. Beatmungszeiten von nur einigen Tagen sind somit keine Seltenheit mehr. Oft schließt sich, besonders bei sehr kleinen, unreifen Frühgeborenen, an die Beatmung noch für einige Zeit eine Atemhilfe an.

? Welche Probleme können auftreten, wenn das Frühgeborene mit der Beatmung durch das Beatmungsgerät nicht „einverstanden" ist, d. h. es sich gegen das Gerät wehrt?

Die meisten Frühgeborenen arrangieren sich mit dem Beatmungsgerät und „kämpfen" nicht dagegen. Gelingt es nicht, mit Hilfe der Beatmungsfrequenz Kind und Gerät in Übereinstimmung zu bringen, dann ist es in einigen Fällen notwendig, die Frühgeborenen medikamentös in ein künstliches Koma zu legen. Denn es besteht die Gefahr, dass durch ein Atmen gegen das Beatmungsgerät unkontrolliert hohe Drucke entstehen, die dazu führen können, dass ein Lungenbläschen platzt. Die Folge wäre eine Luftansammlung im Brustkorb, ein Pneumothorax, der unbehandelt eine akute Lebensgefahr für das Frühgeborene darstellt (Abb. 4.**11**).

Ist es trotz aller Bemühungen um eine sanfte Beatmung zu einem Pneumothorax gekommen, dann muss unverzüglich eine Saugdrainage angelegt werden. Auf diesem Wege wird die Luft, die mit jedem Atemzug in den Brustkorb gepresst wird, wieder herausgesaugt. Oft kann die Drainage schon nach einigen Tagen wieder entfernt werden.

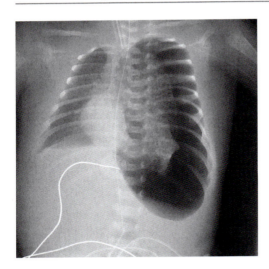

Abb. 4.11 Pneumothorax links, als mögliche Komplikation der Beatmung.

❓ Die Beatmung muss doch bei den Frühgeborenen einen nachhaltig traumatisierenden Eindruck hinterlassen, fragen viele Eltern. Was wird dagegen unternommen?

Natürlich empfinden es auch Frühgeborene, übrigens ähnlich wie es von Erwachsenen nach einer Beatmungstherapie berichtet wird, als unangenehm, ans Beatmungsgerät angeschlossen zu sein.

Aus diesem Grunde bemühen sich die Neonatologen durch Gabe von Medikamenten gegen den Schmerz und zur Beruhigung darum, dass das Frühgeborene die Zeit am Beatmungsgerät nicht in allzu schlechter Erinnerung behält.

❓ Weshalb steigt bei einigen Frühchen nach anfänglicher Verbesserung der Beatmungssituation der Sauerstoffbedarf erneut an und zeigt keine Reaktion auf Surfactant?

Tritt diese Situation ein, dann muss der Neonatologe an einen noch offenen Ductus arteriosus Botalli denken.

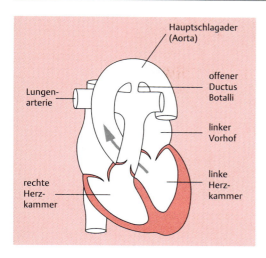

Abb. 4.12 Schematische Darstellung des offenen Ductus Botalli.

Im Mutterleib fließt das Blut durch die Nabelvene von der Mutter in den kindlichen Körper. Da die Lunge für den Gasaustausch noch nicht zuständig ist, fließt das Blut über eine Kurzschlussverbindung, den Ductus arteriosus Botalli, aus der Lungenarterie direkt in die Hauptschlagader, die Aorta (Abb. 4.12). Nach der Geburt und Abnabelung verändern sich die Druckverhältnisse im Körper in dem Sinn, dass der Druck im linken Herzen ansteigt.

Schließt sich bei reifen Neugeborenen diese Kurzschlussverbindung schon einige Stunden nach der Geburt funktionell und später definitiv, so bleibt sie bei Frühgeborenen oft noch sehr lange offen. Das bewirkt, dass große Mengen Blut in die Lunge zurückgepresst werden und damit die Atmung deutlich erschwert wird.

Wie kann ein Ductus diagnostiziert werden?

In erster Linie sind es klinische Zeichen, die uns auf den noch offenen Ductus aufmerksam machen. Wir hören ein maschinenartiges Herzgeräusch, sehen hebende Pulsationen über der Herz-

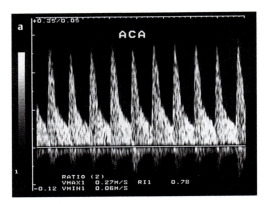
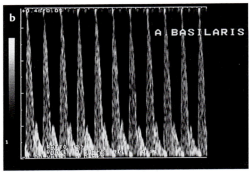

Abb 4.**13** Mit dem Ultraschall-Doppler gemessene Blutflussgeschwindigkeiten in einer Hirnarterie. **a** normaler Fluss und **b** Flussbild bei offenem Ductus Botalli

region und können kräftige Pulse tasten. Eine Ultraschalluntersuchung des Herzens und die Messung von Flussgeschwindigkeiten im Gehirn mittels Ultraschall vervollständigen diese Untersuchungen (Abb. 4.**13a** und **b**).

Wie kann der offene Ductus arteriosus Botalli behandelt werden?

Zuerst wird der Neonatologe versuchen, mit einer reduzierten Flüssigkeitszufuhr die Situation zu beherrschen. Gelingt dies nicht, dann stehen mit dem Indomethazin oder Ibuprofen Medikamente zur Verfügung, welche den Verschluss des Ductus bewirken können. Allerdings haben diese Medikamente neben den guten Wirkungen hinsichtlich des Ductusverschlusses auch nachteilige Wirkungen auf die Nierenfunktion, so dass der behandelnde Arzt genau abwägen muss, ob sie zum Einsatz gebracht werden.

❓ Wenn weder zurückhaltende Flüssigkeitsgaben noch die Medikamente geholfen haben, was bleibt dann noch zu tun?

Nun muss ein operativer Verschluss des Ductus beraten werden. Diese Operation ist in der Regel nicht sehr belastend und kann auch auf der Intensivstation durchgeführt werden. Sie erfolgt nicht am Herzen, sondern nur an den herznahen Blutgefäßen.

❓ Sind mit der Beendigung der Beatmung oder Atemhilfe die schwierigsten Probleme gelöst?

Leider nicht. In den letzten Jahren, vor allem seit der Einführung des Surfactant in die Behandlung der sehr unreifen Frühgeborenen, hat sich gezeigt, dass es uns immer schneller gelingt, die Kinder vom Beatmungsgerät zu entwöhnen. Allerdings beginnt dann sehr häufig eine mehr oder weniger lange Phase, die durch Sauerstoffsättigungsabfälle, langsame Herzaktionen (Bradykardie) und Atemaussetzer (Apnoe) geprägt ist. Mittlerweile sprechen die Neonatologen schon von dem so genannten Apnoe-Bradykardie-Syndrom, einem ganz neuen Krankheitsbild.

❓ Wie wirken sich diese Zustände auf das Frühgeborene aus?

Kurzzeitige und seltene Abfälle sowohl der Herzfrequenz als auch der Atmung und damit des Sauerstoffs haben sicher keine negativen Folgen für die Sauerstoffversorgung des Organismus.
Das Gehirn und auch der Darm gelten dabei als besonders empfindliche Organe gegenüber einem Mangel an Sauerstoff.

Der behandelnde Neonatologe muss also für jedes Frühchen einzeln entscheiden, ob die Abfälle, die hauptsächlich in einer Unreife des Gehirns begründet sind, aber auch erste Anzeichen für eine Infektion sein können noch toleriert werden dürfen oder diagnostische bzw. therapeutische Maßnahmen eingeleitet werden müssen.

? Welche Maßnahmen stehen da zur Verfügung?

In erster Linie sollte eine Infektion ausgeschlossen werden. Stellt sich eine Infektion als Ursache für die Atem- und Kreislaufprobleme heraus, so muss eine entsprechende antibiotische Behandlung eingeleitet werden.

Parallel dazu wird der Arzt dem Baby Medikamente verabreichen (Theophyllin- oder Coffeinlösung in Tropfenform), um auf diese Weise das Atem- und Kreislaufzentrum im Hirnstamm zu stimulieren. Die Wirkung dieser Medikamente ähnelt der des Kaffees. Meist reichen diese Maßnahmen aus, um die beschriebenen Abfälle zu minimieren oder gänzlich zu beheben.

In anderen Fällen ist es notwendig, die Atemtiefe zu verstärken. Auch das kann man mit Medikamenten tun.

? Was kann der Arzt tun, wenn die bisher aufgezählten Maßnahmen erfolglos bleiben?

Dann sind unter Umständen eine erneute maschinelle Beatmung oder eine Atemhilfe erforderlich, denn es gilt in jedem Fall, einen Sauerstoffmangel zu vermeiden.

Ferner muss geprüft werden, ob diese Symptome beim Frühchen auch einem Krampfanfall entsprechen könnten. Dabei sind die Apnoen und Sättigungsabfälle oft von einem „Schluckauf", von schmatzenden Mundbewegungen, einem Verdrehen der Augen und rhythmischen Zuckungen der Schulter und/oder der Arme und Beine begleitet.

Diese Krampfanfälle sind bei Frühgeborenen gar nicht so selten anzutreffen, aber aufgrund des noch sehr unreifen Bewegungsmusters der Frühchen, dessen ausfahrende Bewegungen und Muskelzuckungen als normal anzusehen sind, sehr schwierig zu diagnostizieren.

❓ Welche Ursache kann den Krampfanfällen zugrunde liegen?

Wichtig ist, ähnlich den Sättigungsabfällen und Apnoen, eine Infektion auszuschließen. Ferner können teils sehr seltene Stoffwechselerkrankungen Krämpfe verursachen. Deshalb wird neben der Infektsuche, der Bestimmung von Blutzucker und Blutsalzen (Elektrolyten) auch eine Urinuntersuchung hinsichtlich wichtiger Stoffwechselwege durchgeführt.

Ein Hirnstrombild (EEG – **E**lektro**e**nzephalo**gr**amm) sollte auf jeden Fall abgeleitet werden, obwohl die Auswertung und Interpretation gerade bei sehr unreifen Frühgeborenen äußerst problematisch ist.

❓ Wie werden Krämpfe behandelt?

Als erstes Medikament sollte das Vitamin B_6 verabreicht werden, da sein Mangel zu Krampfanfällen führen kann.

Sind Blutzucker sowie Elektrolyte (Blutsalze) im Normbereich und die Krämpfe hören nicht auf, dann wird der Neonatologe das Medikament Phenobarbital in die Vene verabreichen, um das Krampfgeschehen zu unterbrechen. Im weiteren Verlauf kann diese Medikation dann auf Tabletten umgestellt werden.

❓ Welche Prognose haben die Krämpfe bei Frühgeborenen?

Oft finden wir trotz der umfangreichen Untersuchungen keine Ursache für das Krampfgeschehen, außer der frühe Geburtszeitpunkt unserer Kinder und die damit verbundene Unreife des Gehirns. In diesen Fällen ist die Prognose günstig und es ist nicht damit zu rechnen, dass ein Krampfleiden bestehen bleibt. Die Medikamente können oft noch vor Entlassung aus stationärer Betreuung, meist aber bei der ersten Kontrolluntersuchung 4–6 Wochen nach Klinikentlassung, abgesetzt werden.

Liegt dem Krampfleiden eine andere Ursache (Hirnblutung, Hirnhautentzündung, Stoffwechselstörung u. a.) zugrunde, dann ist die Prognose anders zu bewerten und muss für den Einzelfall mit dem Arzt besprochen werden.

❓ Über die Nahrungsaufnahme bei Frühgeborenen wurde schon einiges berichtet. Was aber geschieht bei den sehr kleinen Frühgeborenen? Wann kann bei ihnen mit der Fütterung begonnen werden?

Noch vor einigen Jahren waren wir der Ansicht, dass man nur mit einer spät beginnenden Fütterung, d. h. Fütterungsbeginn nach einer Woche oder sogar noch später, die gefürchtete Darmerkrankung der sehr unreifen Frühgeborenen, die Enterokolitis, vermeiden kann (s. auch nächste Frage).

Heute wissen wir, dass auch bei sehr unreifen Frühgeborenen von 24–26 Schwangerschaftswochen schon innerhalb der ersten 24 Stunden mit dem oralen Nahrungsaufbau begonnen werden kann, ohne dass die Enterokolitis gehäuft auftritt.

Im Gegenteil, es gibt Anzeichen dafür, dass ein zeitiger Nahrungsaufbau vor einer solchen Erkrankung schützt.

❓ Was ist die Ursache der Enterokolitis und wie kann man sie behandeln?

Eine zentrale Rolle spielt auch hier der Sauerstoffmangel. Die Darmzellen sind schwer arbeitende Zellen mit einem hohen Bedarf an Energie und Sauerstoff.

Fehlt der Sauerstoff, dann kommt es zum Absterben von Zellen, was schließlich zum Darmdurchbruch führen kann. Inwieweit lokale Infektionen und Durchblutungsstörungen wie beim offenen Ductus Botalli (siehe dort) eine begünstigende Rolle spielen, ist nicht sicher bekannt.

Die Behandlung ist somit in erster Linie ein Schutz vor Sauerstoff- und Energiemangel. Zusätzlich sollten bei den geringsten Anzeichen einer Enterokolitis (ein geblähter Bauch, durch die Bauchhaut sichtbare Darmschlingen, blutige Stühle), die Nah-

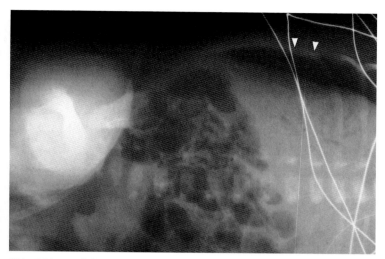

Abb. 4.14 Seitliche Röntgenaufnahme des Bauches mit Nachweis von „freier" Luft über der Leber (Pfeile), als Zeichen eines Darmdurchbruches.

rung abgesetzt und gegebenenfalls eine antibiotische Therapie begonnen werden.

Durch die klinischen Befunde und eine Röntgenuntersuchung kann die Diagnose erhärtet werden. Außerdem kann auf dem Röntgenbild erkannt werden, ob es schon zu einem Darmdurchbruch gekommen ist (Abb. 4.14).

Je nach Stadium der Erkrankung bleiben entweder Nahrungskarenz (keine Milchnahrung) und Antibiose die einzige Therapie, oder es ist zusätzlich ein operativer Eingriff notwendig. Dieser Eingriff wird sich im Akutstadium auf das Entfernen von zugrundegegangenen Darmabschnitten und das Anlegen eines künstlichen Darmausgangs beschränken müssen.

Die Prognose der Erkrankung ist ganz entscheidend davon abhängig, ob überhaupt und wenn ja, wieviel Darm entfernt werden musste.

? **Es wurde von den schwer arbeitenden Darmzellen gesprochen und ihrem hohen Energie- und Sauerstoffbedarf. Wie sieht es denn mit dem Gehirn aus? Wie wirken sich Beatmung, Sauerstoff- und Energiemangel am Gehirn des sehr kleinen Frühgeborenen aus?**

Das Gehirn des sehr unreifen Frühgeborenen ist ein sehr empfindliches Organ. Aufgrund der Entwicklung ist es vor allem zwischen der 23./24. und 28./30. Schwangerschaftswoche sehr anfällig für Blutungen, die in unmittelbarer Nachbarschaft zu den Hirnkammern auftreten können. Je nach Ausmaß der Blutung ist auch ein Durchbruch ins Hirnkammersystem oder gar eine Blutung ins Hirngewebe möglich (Abb. 4.**15a** und **b**).

Der Schweregrad der Blutung bestimmt die Prognose. Leichtere Blutungen können ohne jegliche Folgen ausheilen. Bei schweren Blutungen in die Hirnkammern resultiert häufig eine Zirkulationsstörung der Hirnflüssigkeit, des Liquors, welche zur Entwicklung eines „Wasserköpfchens" (Hydrozephalus) führen kann (Abb. 4.**16a** und **b**). Hier hilft nur die Ableitung des Liquors (durch Operation oder Punktion), um das sich stark entwickelnde Gehirn vor Druck zu schützen.

Bei einer Blutung ins Hirngewebe ist die Prognose vom Ausmaß und der Lokalisation der Blutung abhängig, denn jedem Abschnitt im Gehirn ist eine spezielle Funktion zugedacht. Allerdings gibt es auch noch freie Plätze, so dass ein Verlust von Hirngewebe infolge einer Blutung in einer solchen Region weitgehend ohne negative Folgen bleiben könnte.

? **Wann kann man über die Prognose eines Frühgeborenen mit oder ohne Hirnblutung genaue Aussagen treffen?**

Es ist verständlich und in der täglichen Praxis eines Neonatologen von den Eltern sehr unreifer Frühgeborener eine der zu allererst geäußerten Fragen: „Wird mein Kind geistig behindert sein?"

Leider ist diese Frage selbst in den ersten Lebenswochen nur schwierig oder gar nicht zu beantworten. Bei schwersten Hirn-

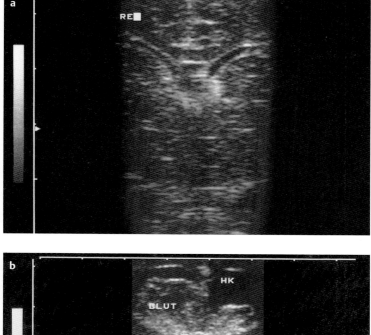
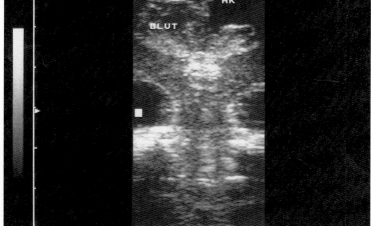

Abb. 4.15 Ultraschall des Gehirns.
a normale Größe und Struktur der Hirnkammern
b Ultraschalldarstellung einer schweren Hirnblutung (Blut) mit erweiterten Hirnkammern (HK und □).

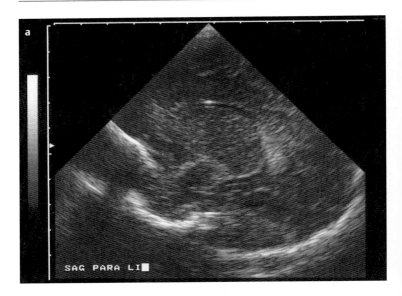

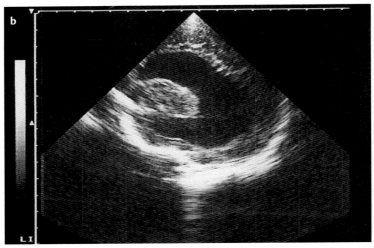

Abb. 4.**16** Ausbildung eines „Wasserkopfes", Hydrozephalus, infolge einer schweren Hirnblutung. **a** Normalbefund und **b** ausgeprägter Hydrozephalus.

blutungen ins Hirngewebe und einem Hydrozephalus kann man relativ zeitig mit den Eltern darüber reden, dass die geistige und körperliche Entwicklung wahrscheinlich nicht ungestört verlaufen wird. Allerdings ist auch hier die genaue Prognose erst durch Verlaufsuntersuchungen zu bestimmen.

Aus diesem Grunde sollten alle sehr unreifen Frühgeborenen nach Entlassung aus der stationären Betreuung in einem Nachuntersuchungsprogramm erfasst werden. Nur auf diesem Wege ist zu sichern, dass auch Frühgeborene mit einem anfänglich unkomplizierten Verlauf und erst nach Monaten auftretenden Problemen (z. B. Bewegungs- und Koordinationsstörungen) rechtzeitig einer entsprechenden Therapie zugeführt werden können.

? Viele Erkrankungen wurden bisher besprochen, welche einzeln oder im Zusammenwirken über „Wohl und Wehe" eines Frühgeborenen entscheiden können. Deshalb befinden sich die Eltern sehr unreifer Frühgeborener oft sehr lange in einem Zustand der Ungewissheit. Auch der behandelnde Neonatologe kann ihnen diese Ungewissheit nicht oder nur unzureichend nehmen, da in den ersten Lebensstunden und -tagen eine sichere Vorhersage zum weiteren Krankheitsverlauf nicht möglich ist. Wie kann man den betroffenen Eltern beim Auf und Ab der Gefühle Hilfe angedeihen lassen?

In erster Linie sollten der Arzt und das Pflegepersonal den Eltern gegenüber stets offen und ehrlich sein, d. h. auch ein „Ich weiß es im Augenblick nicht" darf dem behandelnden Neonatologen über die Lippen kommen. Das ärztliche und pflegerische Personal muss jederzeit für die Eltern ansprechbar sein. Ferner ist es von großem Wert, wenn die Eltern auf der Station kompetente Ansprechpartner vorfinden, die nicht unmittelbar in die Behandlung ihres Kindes eingebunden sind. Seelsorger und Psychologen, aber auch Eltern ehemaliger Frühgeborener, welche sich jetzt z. B. im Frühgeborenenverein engagieren, könnten diesen Part übernehmen. Wichtig ist dabei, dass diese Ansprechpartner zuhören und falls notwendig helfend oder erklärend eingreifen und nicht, wie gelegentlich zu beobachten, die verängstigten Eltern eines extrem unreifen Frühgeborenen noch mit zusätzlichen Problemen, nämlich denen des Gesprächspartners belasten werden. Ein falsches Wort zur falschen Zeit kann fatale Folgen haben. Zum Beispiel kann die Frage nach einer Nottaufe im unpassenden Augenblick eine tagelange „Aufbauarbeit" der Eltern durch das medizinische Personal in Sekunden zunichte machen. Deshalb muss der ständige Meinungs- und Erfahrungsaustausch zwischen allen handelnden Personen auf der Frühgeborenen- und Frühgeborenen-Intensivstation ein fester Bestandteil im Stationsablauf sein.

❓ Geschafft! Die Verlegung des Frühchens von der Intensiv- auf die Frühgeborenen-Station steht bevor. Ist dafür ein Minimalgewicht erforderlich?

Der Umzug von der Intensiv- auf die „normale" Frühgeborenenstation ist nicht vom Gewicht, sondern einzig vom Zustand des Kindes abhängig. So ist es durchaus nicht selten, dass Frühgeborene mit einem Gewicht von weniger als 1000 g schon den Weg auf die Frühchenstation antreten. Keine Angst, die Kinderkrankenschwestern auf dieser Station sind genauso fit wie die Schwestern und Pfleger auf Intensiv. Auch die Überwachung der Kinder ist ähnlich der auf der Intensivstation.

Allerdings bietet die Frühgeborenenstation den Kindern, die den akuten Problemen entwachsen sind, einen entscheidenden Vorteil, nämlich mehr Ruhe. Mehr Ruhe bedeutet weniger Stress, bessere Nahrungsverträglichkeit und damit verbunden schnelles Gewichtsgedeihen.

Auch wenn sich alle Mitarbeiter auf der Intensivstation bemühen, nur dann Licht einzuschalten, wenn es notwendig ist, nur dann das Kind anzusehen oder eine Ultraschalluntersuchung durchzuführen, wenn es sowieso versorgt werden muss und wach ist, so können die Betriebsamkeit und eine gewisse Unruhe auf der Intensivstation niemals ganz vermieden werden.

❓ Selbst nach einer Kaiserschnittentbindung kann die Mutter maximal 14 Tage, heutzutage oft gar nur eine Woche auf der Wochenstation, d. h. in der Nähe ihres Kindes, bleiben. Gibt es im Krankenhaus, ähnlich wie bei der Betreuung von krebskranken Kindern, die Möglichkeit, bei Bedarf die Mutter mit unterzubringen?

Leider ist das nicht in allen Kliniken möglich.

In unserem Hause sind Zimmer für Eltern eingerichtet, die rund um die Uhr in der Nähe ihres Frühchens bleiben möchten.

Gelegentlich nutzen wir auch kurz vor Entlassung unserer kleinen Patienten die Mutter-Kind-Zimmer der Kinderabteilung, um die häusliche Situation zu proben. Die Mutter versorgt dabei ihr Kind selbstständig, hat aber jederzeit die Möglichkeit, Hilfe in Anspruch zu nehmen.

❓ Bei sehr unreifen Frühgeborenen zieht sich der stationäre Aufenthalt gelegentlich über mehrere Wochen. Wie bekommen die Eltern Kontakt zu ihrem Kind und was dürfen die Eltern in der Klinik alles tun?

Die Kompetenz der Eltern bei der Versorgung ihres Kindes beginnt schon einige Stunden nach der Geburt, denn es ist das Kind der Eltern und nicht das Kind der Klinik oder des Pflegepersonals.

Natürlich muss das medizinische Personal bei einem sehr unreifen Frühgeborenen zu Beginn der Therapie etwas in den Vordergrund treten, weil es medizinische Maßnahmen sind, die dafür sorgen, dass es dem Baby gut geht, dass es keinen Sauerstoffmangel hat und dass es trotz unzureichender oraler Nahrungsaufnahme ausreichend mit Nährstoffen versorgt wird.

Schon mit dem ersten Streicheln einige Minuten oder Stunden nach der Geburt, mit dem Känguruhen (s. Seite 58), welches auch unter Beatmung in den ersten Lebensstunden möglich ist, und mit dem ersten Wechseln der Pampers beginnen die Eltern ganz sachte damit, ihre Rolle als Eltern zu übernehmen. Jetzt treten sie in den Vordergrund.

Dabei ist es Aufgabe des medizinischen Personals, den Eltern die Ängste im Umgang mit einem so kleinen, zerbrechlichen Persönchen zu nehmen, ihnen Mut zum Handeln zu machen.

Die Neonatologen und das Pflegepersonal müssen die Eltern während des stationären Aufenthaltes so fit machen, dass sie bei Entlassung ohne Probleme alle Aufgaben im Umgang mit ihrem Kind erfüllen können. Der Übergang in die häusliche Betreuung sollte möglichst nahtlos sein.

Zusammenfassend muss hier erwähnt werden, dass der stationäre Aufenthalt nur eine kleine Episode im Leben der Eltern mit ihrem Kind, einem Frühgeborenen, darstellt. Dabei ist und bleibt das Kind Kind der Eltern.

? Wann ist bei einem sehr unreifen Frühgeborenen an Entlassung zu denken?

In den Köpfen der Eltern kursieren noch die magischen 2500 g als untere Grenze für die Entlassung. In einigen Kliniken wird auch heute noch nach diesem Prinzip verfahren. Nicht zuletzt die Bemühungen von Frau Dr. Markovic aus Wien, die Kompetenz der Eltern von Frühgeborenen einzufordern, haben trotz aller Kritik an ihren medizinischen Ansichten dazu geführt, dass heute die Frühchen schon mit weit weniger Gewicht in die häusliche Pflege entlassen werden können.

Entscheidend ist vor allem die Tatsache, ob das Kind mit maximal sechs Mahlzeiten gut trinkt und gedeiht und ob die Eltern die nötige Sicherheit im Umgang mit ihrem Kind erlernt haben. In der Regel erreichen Baby und Eltern diese Fähigkeiten mit korrigierten 35 bis 36 Schwangerschaftswochen. Manche Kinder benötigen einige Wochen länger. Das Gewicht beträgt zu diesem Zeitpunkt etwa 2000 g. Allerdings können es auch einmal 1800 g oder 2600 g sein.

❓ Gibt es bestimmte Untersuchungen, die vor der Entlassung unbedingt durchgeführt werden sollten?

Die „unkomplizierten Frühchen" ohne Beatmung oder Atempausen sowie ohne zusätzlichen Sauerstoffbedarf können ohne weiterführende Untersuchungen entlassen werden.

Bei Kindern unter 1500 g oder 32 Schwangerschaftswochen und/oder mit Beatmung, Sauerstoffzufuhr, unregelmäßiger Atmung mit Pausen sowie Abfällen in der Sauerstoffsättigung muss vor Entlassung entschieden werden, ob bei gesteigertem Risiko für einen plötzlichen Säuglingstod eine Versorgung mit einem Heimüberwachungsgerät sinnvoll ist. Der Neonatologe wird im Einzelfall die Situation mit den Eltern besprechen, und sie werden zu einem Ergebnis kommen, welches von beiden Seiten getragen werden kann.

Ist eine Monitorversorgung vorgesehen, so sollten als Minimalprogramm ein EKG (gegebenenfalls als Langzeit-EKG), eine Blutgasanalyse und ein Schädelsonogramm (Ultraschall) veranlasst werden, um organische Ursachen für einen plötzlichen und unerwarteten Tod weitgehend ausschließen zu können.

❓ Wie kommen die Eltern an den Monitor für ihr Kind?

Ist die Notwendigkeit für eine Heimüberwachung gegeben, dann kann der Monitor zur Überwachung von Atmung und Herztätigkeit vom Stationsarzt bei der Krankenkasse beantragt werden. Die Auslieferung des Gerätes und die Einweisung der Eltern in dessen Handhabung erfolgt über eine Medizintechnik Servicefirma oder ein Sanitätshaus.

Bewährt hat sich die Auslieferung des Gerätes schon in die Klinik, um es bei laufendem Betrieb auf eventuelle Störungen und Fehlalarme überprüfen zu können.

❓ Die Alarmierung einer Notsituation beim Kind ist eine Sache. Was aber ist in einer Notsituation zu tun?

Es reicht natürlich nicht, einen Notfall zu signalisieren. Deshalb müssen die Eltern vor Entlassung nicht nur in die Handhabung des Monitors, sondern auch in die zu ergreifenden Wiederbelebungsmaßnahmen und Verhaltensweisen im Notfall eingewiesen werden.

Das beginnt mit dem Ruf nach Hilfe, der richtigen Lagerung des Kindes und reicht bis zum Üben von Atemspende und Herzmassage möglichst an einem Phantom.

❓ Wie lange sollten die Kinder monitorüberwacht bleiben?

Da der plötzliche und unerwartete Säuglingstod zwei Gipfel hat, erstmalig zwischen dem 3. und 5. Lebensmonat und dann noch einmal zwischen dem 8. und 10. Lebensmonat, wird die Monitorüberwachung für das gesamte erste Lebensjahr empfohlen. Es gibt aber neuere Untersuchungen die zeigen, dass die wegen Atemaussetzern (Apnoen) erforderliche Monitorversorgung nur für 3–6 Monate notwendig ist, da die Häufigkeit von Apnoen bei Frühgeborenen und reifen Neugeborenen im Alter von vier Wochen (ausgehend vom errechneten Geburtstermin = korrigiertes Alter) gleich ist. Das Atemzentrum der Frühchen ist dann also ausgereift.

❓ Muss der Monitor rund um die Uhr angeschlossen bleiben?

Nein, es reicht aus, wenn der Monitor dann angeschlossen wird, wenn das Baby für längere Zeit unbeobachtet bleibt. Solche Zeiten sind zum Beispiel der Mittagsschlaf, die Nachtruhe aber auch Spaziergänge mit dem Baby im geschlossenen Kinderwagen.

Bei der Beschäftigung mit dem Kind oder beim Spielen in der Wohnung ist eine Monitorüberwachung nicht erforderlich.

❓ Frühgeborene haben eine verminderte Infektabwehr. Ist es aus diesem Grunde notwendig, die anstehenden Impfungen zu einem anderen Zeitpunkt als im Impfkalender angegeben durchzuführen?

Nein. Auch bei Frühgeborenen sollte ab dem dritten Lebensmonat, gerechnet nach dem „richtigen" und nicht nach dem erwarteten Geburtstermin, mit dem Impfen begonnen werden, denn die Erkrankung z. B. an Keuchhusten oder Masern ist viel gefährlicher, als eventuell mit der Impfung zusammenhängende Nebenwirkungen.

Die Frühchen sind sehr wohl in der Lage, als Reaktion auf die Impfung einen ausreichenden Schutz vor der Erkrankung aufzubauen.

Es sollte die Impfung gegen Diphtherie, Keuchhusten, Tetanus, die Hirnhautentzündung im Säuglingsalter (Hämophilus influenzae Typ B – kurz HiB-Impfung genannt) und die ansteckende Gelbsucht vom Typ B (Hepatitis B) erfolgen. Zusätzlich wird die Pneumokokken-Impfung empfohlen.

❓ Wie ist das praktische Vorgehen bei der Impfung?

In der Regel wird die Immunisierung wie bei den reifen Neugeborenen beim Kinderarzt vorgenommen. Sie kann als Sechsfach-Impfung (Diphtherie-Tetanus-Pertussis-HiB-Poliomyelitis-Hepatitis B) durchgeführt werden. Die Impfung gegen Pneumokokken erfolgt separat, denn einen alles umfassenden Kombinationsimpfstoff gibt es nicht.

Die erste Impfung liegt im dritten Lebensmonat. Anschließend wird laut gültigem Impfkalender (siehe Seite 42/43) der Impfschutz komplettiert. Der Kinderarzt informiert die Eltern auch über zusätzliche Impfungen für bestimmte Risikogruppen oder Risikosituationen (RS-Viren, Inkubationsimpfungen) und berät sie eingehend.

Sehr unreife Frühgeborene befinden sich zum ersten Impftermin oft noch in der Klinik. In diesen Fällen kann die Erstimpfung schon im Krankenhaus durchgeführt werden. Allerdings darf vor einem Gewicht von 2000 g nicht mit den Impfungen begonnen werden.

Die Impfungen werden in einem Impfpass dokumentiert, welcher den Eltern mit dem „Gelben Heft" bei der Entlassung ausgehändigt wird.

❓ Gibt es Kontraindikationen, die Frühgeborene oder reife Neugeborene von der Impfung ausschließen?

Akute Infekte können bewirken, dass die Impfungen verschoben werden müssen.

Neben angeborenen oder erworbenen Immunschwächeerkrankungen stellt nur das nicht medikamentös beeinflussbare Krampfleiden eine Kontraindikation z. B. für die Impfung gegen den Keuchhusten dar. Durchgemachte Krämpfe während der Frühgeborenenzeit sollten kein Grund sein, Kinder von der Impfung auszuschließen.

Eine ausführliche Impfberatung wird durch den betreuenden Kinderarzt im Zusammenhang mit der dritten Vorsorgeuntersuchung (U3) bzw. unmittelbar nach der Entlassung aus der stationären Betreuung durchgeführt.

❓ Welche Nahrung sollten Frühgeborene erhalten, die leider nicht gestillt werden?

Natürlich ist die Muttermilch die beste Nahrung auch für Frühgeborene, wobei die Milch in den ersten Lebenswochen noch mit Phosphat, Kalzium und Kalorien angereichert werden sollte. Bei ausschließlicher Brustfütterung müssen Kalzium und Phosphat gegebenenfalls beigefüttert werden.

Ist keine oder nicht ausreichend Muttermilch vorhanden, dann bekommen die Frühchen eine Spezialnahrung, die ausgezeichnet auf ihre Bedürfnisse abgestimmt ist.

Diese Nahrung (z. B. Beba- oder Milupa-Frühgeborenennahrung) sollten die Frühchen auch nach Entlassung aus der stationären Betreuung bis zu einem Gewicht von ca. 3500 g bekommen.

Die Eltern können diese Spezialnahrung allerdings nur über die Apotheken und zu höheren Kosten erwerben. Viele Krankenkassen erkennen aber den Bedarf dieser Nahrung an und übernehmen die Gesamt- oder wenigstens die Mehrkosten dieser Spezialnahrung. Hier muss aber darauf hingewiesen werden, dass seitens der Kassen keine Verpflichtung zur Kostenübernahme besteht.

❓ Wie gestaltet sich die ärztliche Betreuung nach Entlassung aus der Klinik?

Die Nachbetreuung aller Früh- und Neugeborenen erfolgt im Regelfall in der Praxis des niedergelassenen Kinderarztes. Um einen nahtlosen Übergang der Betreuung zu sichern, nehmen viele Neonatologen schon vor der Entlassung eines sehr unreifen Frühgeborenen Kontakt zum Kinderarzt in der Praxis auf, um ihn über den Verlauf seit der Geburt, eventuelle Besonderheiten und notwendige Kontrollen zu informieren.

❓ Während des Klinikaufenthaltes stehen den Eltern jederzeit Ärzte oder Pflegepersonal für Rückfragen zur Verfügung. Ab dann sind sie auf sich allein gestellt und auf den Kinderarzt in der Praxis. Gibt es noch andere Hilfsangebote?

Ja, solche Angebote sind vorhanden. Wir arbeiten sehr eng mit einer ambulanten häuslichen Kinderkrankenpflegeeinrichtung zusammen. Bei allen Kindern unter 32 Schwangerschaftswochen und Neugeborenen mit einem potentiellen Gesundheitsrisiko kann dieser Service verordnet werden und wird von den Krankenversicherern getragen. Die erste Kontaktaufnahme, ein gegenseitiges „Beschnuppern" zwischen allen Beteiligten findet noch vor der Entlassung in der Klinik statt. Auf diesem Wege ist der Übergang von Klinik in die häusliche Betreuung nicht so abrupt, er ist sanfter und viel sicherer für die Eltern.

Ähnliche Angebote des Casemanagements, einer Art Patientenbetreuung, existieren schon seit vielen Jahren in Augsburg mit „Der bunte Kreis". Dieses Projekt ist nach den Anfängen in Augsburg nun an verschiedenen Orten in Deutschland aktiv.

❓ Sind für Frühgeborene zusätzlich zu den Vorsorgeuntersuchungen bestimmte Kontrollen notwendig?

Über die Notwendigkeit einer Nachbetreuung aller sehr unreifen Frühgeborenen wurde weiter oben schon gesprochen (s. Seite 99). Ferner sollten alle Frühchen und reifen Neugeborenen, bei denen Bewegungs- und oder Koordinationsstörungen sowie Krampfanfälle oder höhergradige Hirnblutungen aufgetreten sind, in einer kinderneurologischen Ambulanz von einem Kinderneurologen in bestimmten Zeitintervallen nachbetreut werden.

Um schon bei der ersten Kontrolluntersuchung, die mit etwa vier bis sechs Wochen erfolgt, einen gewissen Verlauf beurteilen zu können, wird in unserer Abteilung die neurologische Abschlussbeurteilung gemeinsam mit der Kollegin durchgeführt, die auch die Kinder-EEG- und Nachsorgeambulanz an unserer Klinik leitet. Diese neurologische Nachbetreuung sollte in enger Kooperation mit dem behandelnden Kinderarzt und falls notwendig auch mit einer speziell in der Kinderkrankengymnastik ausgebildeten Physiotherapeutin erfolgen.

❓ Müssen Frühgeborene zu Hause besonders geschont oder beschützt werden?

Die Gefahr ist sehr groß, den Frühchen besondere Aufmerksamkeit zuteil werden zu lassen. Dies ist aber nicht notwendig. Der Umgang mit den Frühchen sollte sich nicht von dem mit reifen Neugeborenen unterscheiden, denn bei Entlassung haben die Kinder ja fast den eigentlichen Geburtstermin erreicht oder gar überschritten.

Besonderheiten ergeben sich aber dadurch, dass oftmals noch Nachuntersuchungen notwendig sind. So müssen Frühchen häufig noch einmal zum Augenarzt, weil die Gefäßausbildung am Augenhintergrund zum Zeitpunkt der Entlassung noch nicht vollständig und somit noch ein gewisses Risiko hinsichtlich der Entwicklung einer Retinopathie vorhanden ist.

❓ Muss eine im Krankenhaus begonnene Säuglingsgymnastik nach Entlassung fortgeführt werden?

Oftmals beginnen wir diese Säuglingsgymnastik, wenn sich die Frühchen insgesamt stabilisiert haben, um die motorische Entwicklung etwas zu bahnen.

Die Verlaufsbeurteilung und schließlich die neurologische Abschlussuntersuchung geben dann Auskunft darüber, ob die Krankengymnastik fortgeführt werden sollte.

Da die Eltern und ihr Kind nach Entlassung einen völlig anders gestalteten Tagesablauf haben, halten wir es für sinnvoll, ihnen erst einmal etwas Zeit zum Umgewöhnen einzuräumen. Über die Notwendigkeit der Fortführung der Krankengymnastik kann auch bei der Nachuntersuchung in der Klinik oder bei der nächstfolgenden Vorsorgeuntersuchung beim Kinderarzt entschieden werden.

❓ Im Krankenhaus werden Frühgeborene täglich gewogen und es wird die Temperatur gemessen. Sollen die Eltern das zu Hause fortführen?

Nein. Die Temperatur sollte nur dann gemessen werden, wenn es dem Baby nicht gut geht, es vermehrt weint, sehr unruhig ist, erbricht oder die Nahrung plötzlich nicht mehr richtig annimmt, denn diese Symptome könnten Anzeichen für eine Erkrankung des Kindes sein.

Auch das Wiegen bringt eher Unruhe, wenn nämlich die erwartete Gewichtszunahme nicht zeitgerecht eintritt.

Sind sich die Eltern über Trinkverhalten, Gewichtszunahme oder das Gedeihen ihres Frühchens unsicher, dann besteht wie bei reifen Neugeborenen die Möglichkeit, durch eine Hebamme in der Nachsorge oder in der Praxis des Kinderarztes das Gewicht prüfen zu lassen.

> **?** **Während des Klinikaufenthaltes haben die Eltern gelernt, ihr Baby selbstständig zu versorgen. Trotzdem konnten sie stets auf die Hilfe durch das Personal bauen. Wer hilft ihnen, wenn es zu Hause Probleme im Umgang mit dem Kind gibt?**

Alle Mütter haben in den ersten 8 Wochen nach der Geburt Anspruch auf die Betreuung durch eine Hebamme. Ist darüber hinaus die Anwesenheit einer Hebamme notwendig, so kann dies durch den niedergelassenen Kinderarzt rezeptiert werden.

Die Adressen von Hebammen, die eine Nachsorge durchführen, kann man im Kreißsaal oder im Neugeborenenzimmer einer jeden Geburtsklinik erfahren, neuerdings auch im Internet.

Des Weiteren gibt es die Möglichkeit, eine ambulante Kinderkrankenpflege in die Betreuung einzubeziehen. Die Erstverordnung dieser Leistung erfolgt schon in der Klinik, aber in Absprache mit dem weiterbetreuenden Kinderarzt.

> **?** **Wenn abzusehen ist, dass ein Frühgeborenes mit sehr großer Sicherheit schwerst behindert sein wird bzw. durch die Behandlung das Leben nur künstlich verlängert wird, kann dann eine einmal begonnene Therapie auch beendet werden?**

Diese Frage lässt sich pauschal nicht beantworten. Nur allzuoft hat uns die Natur gezeigt, dass selbst Frühgeborene mit schwerster Hirnblutung ein gutes Outcome (eine gute Lebensqualität) ohne wesentliche Beeinträchtigung haben können.

Auf der anderen Seite wissen die Neonatologen aufgrund ihrer jahrelangen Erfahrung natürlich auch, dass bestimmte Krankheitssituationen, wenn sie länger andauern, nicht mit dem Leben vereinbar sind.

Nur das kontinuierliche Gespräch zwischen den Eltern des Frühchens, dem Pflegepersonal, einem Psychologen, einem Seelsorger und den behandelnden Ärzten wird es ermöglichen, in der ganz spezifischen Situation die richtige Entscheidung zu treffen.

❓ Trotz aller Bemühungen der behandelnden Neonatologen ist es nicht gelungen, das Leben des Kindes zu retten. Haben die Eltern die Möglichkeit, in Ruhe von ihrem Kind Abschied zu nehmen?

Auch wenn ein Frühgeborenes nur einige Tage oder gar nur einige Stunden gelebt hat, so haben die Eltern, Schwestern und Ärzte ein persönliches Verhältnis zum Kind aufgebaut. Alle gemeinsam haben sich bemüht, die Zeit des Lebens so angenehm wie nur irgend möglich zu gestalten. Das bedeutet Zuwendung, Abwendung von Schmerzen aber auch Streicheln und liebe Worte finden.

Wichtig ist, dass das Frühchen beim Übertritt vom Leben zum Tod nicht allein ist. Entweder liegt es in den Armen der Eltern, einer Schwester oder der Seelsorgerin. Die Atmosphäre muss der Situation angepasst sein, so dass auf der Intensivstation für eine gewisse Abgeschiedenheit gesorgt werden sollte. Manchmal gibt es auch ein wohnlich eingerichtetes Elternzimmer, in dem Abschied genommen werden kann.

❓ Dürfen auch jüngere Kinder von ihrem verstorbenen Frühchen-Geschwister Abschied nehmen?

Das entscheiden allein die Eltern; sie wissen am besten, ob es gut für den Bruder oder die Schwester ist, das Geschwisterkind noch einmal zu sehen.

Aus eigenem Erleben wissen wir, dass selbst 3- bis 5jährige Kinder in der Lage sind, mit einer solchen Situation umzugehen und davon zu profitieren.

Andererseits führte der Tod eines Geschwisterkindes bei einem kleinen Mädchen, welches ihren Bruder nur durch das Fenster der Intensivstation im Inkubator gesehen hatte, dazu, dass sie in den folgenden Wochen alle ihre Puppen versterben ließ und erst durch eine intensive Therapie über den Tod des Brüderchens hinwegkam.

❓ Welche Formalitäten sind nach dem Tode eines Früh- oder auch eines Neugeborenen zu regeln?

Der behandelnde Neonatologe stellt den Totenschein aus. Dieser und die Geburtsurkunde des Kindes sind die Unterlagen, die das Standesamt für das Ausstellen der Sterbeurkunde benötigt.

Die Eltern eines verstorbenen Kindes können sich mit der Geburtsurkunde an einen Bestatter wenden. Er bespricht mit ihnen dann alle notwendigen Maßnahmen bis hin zur Art und Weise der Beerdigung, denn manchmal wünschen die Eltern für ihr verstorbenes Baby keine eigene Grabstelle und möchten eine „Stille Beisetzung" oder sie wünschen, wie z. B. viele Moslems, eine Beisetzung in heimatlicher Erde. All diese Fragestellungen können mit dem Bestatter abgesprochen werden.

❓ Können auch tot geborene Kinder oder Fehlgeburten (Abort) beigesetzt werden, und worin besteht der Unterschied?

Die Weltgesundheitsorganisation (WHO) hat dazu eine Definition formuliert, die in den meisten Staaten zur Anwendung kommt und für Deutschland im Personenstandsgesetz geregelt ist. Danach sprechen wir von einer *Todgeburt*, wenn eine Leibesfrucht geboren wird, die mindestens 500 g schwer ist und keinerlei Lebenszeichen (Herzschlag, Atmung, eigene Bewegung und Pulsation der Nabelschnur) aufweist. Beträgt unter den gleichen Bedingungen das Gewicht weniger als 500 g, dann sprechen wir von einer Fehlgeburt, einem *Abort*. Die Schwangerschaftsdauer ist für die Definition nicht von Bedeutung.

Prinzipiell können, sie müssen es nicht, Todgeburten und auch Aborte beigesetzt werden, allerdings sind die Bestimmungen dafür in den einzelnen Bundesländern unterschiedlich geregelt. Genaue Auskünfte können im Individualfall die Geburtshelfer in den Kliniken oder die Bestattungsunternehmen geben.

❓ Erhalten die Eltern nach einer Todgeburt auch eine Geburtsurkunde?

Ja, es wird eine Geburtsurkunde beim zuständigen Standesamt ausgestellt und auch eine Sterbeurkunde. Für einen Abort gilt diese Festlegung nicht.

❓ Wie sollen sich die Eltern verhalten, wenn sie nach dem Tode ihres Kindes auf eine Obduktion angesprochen werden?

Grundsätzlich ist für eine Obduktion (Leichenöffnung) die Einwilligung der Eltern notwendig.

Werden sie vom Neonatologen daraufhin angesprochen, dann geht es darum, Erklärungen für unklare Situationen im Krankheitsverlauf zu erhalten und mögliche Fehlbildungen zu entdecken.

Sind bei der Obduktion Hinweiszeichen für ein vererbbares Leiden aufgetreten, dann empfehlen die behandelnden Ärzte in der Regel eine genetische Beratung. Diese Beratung hat zum Ziel, zusätzliche Informationen über Erkrankungen in der Familie und bei den Eltern zu erhalten, um im Falle einer erneuten Schwangerschaft die Eltern umfassend aufklären zu können.

Trotz des berechtigten und begründbaren Interesses an einer Obduktion sollten sich die Eltern niemals dazu genötigt sehen.

❓ Stehen die Eltern nach dem Tod ihres Kindes und der Entlassung aus der Klinik allein mit ihren Problemen dar?

Natürlich ist es für die Eltern eine unheimlich schwierige Situation, wenn sie schon kurz nach der Geburt ihr Kind verlieren, auf das sie sich seit vielen Wochen freuen.

Sind die Hilfsangebote noch so vielseitig, mit der Trauer müssen sie leider alleine fertig werden.

Trotzdem bieten wir bei uns in der Klinik den Eltern verstorbener Kinder an, nach einigen Tagen oder Wochen zu einem Gespräch zu uns zu kommen, um den gesamten Krankheitsverlauf mit einigem Abstand nochmals besprechen zu können. Offengebliebene Fragen oder Schuldgefühle der Eltern können auf diese Weise geklärt bzw. ausgeräumt werden.

Haben sich durch die Untersuchungen Hinweise auf eine erblich bedingte Erkrankung ergeben, dann sollte in diesem Gespräch auch auf die Möglichkeit einer humangenetischen Beratung vor einer erneuten Schwangerschaft hingewiesen werden.

> **Auch wenn es uns heute immer häufiger gelingt, den Eltern sehr unreifer Frühgeborener nach einigen Wochen Klinikaufenthalt ein gesundes Kind in die Arme zu legen, so gibt es doch leider immer wieder Frühgeborene, die mit einer mehr oder weniger ausgeprägten Behinderung das Krankenhaus verlassen. Wer hilft diesen Kindern?**
> **Wer hilft diesen Familien?**

Werden Kinder mit einer Behinderung geboren oder erwerben sie diese z. B. als Komplikation einer extremen Frühgeburt, dann muss schon im Krankenhaus nach vorheriger Absprache mit den Eltern begonnen werden, Kontakte zu Selbsthilfegruppen, Elternvereinen, der Frühförderung oder der Lebenshilfe zu knüpfen. Auf diesem Wege können die Eltern am schnellsten und effektivsten Tipps und Hinweise zum eigenen Verhalten im Umgang mit dem Kind und seiner Erkrankung erhalten. Sie bekommen Informationen, welcher Antrag an welche Behörde geschickt werden muss, um diese oder jene zustehende Unterstützung zu erhalten. Nicht zuletzt geht es dabei auch um eine Problembewältigung im Kreise Gleichgesinnter.

Im Anhang werden einige Adressen von Vereinen und Selbsthilfegruppen aufgelistet sein.

5 Allgemeines

5.1 Tipps aus der Praxis

❓ Kann man die Fahrtkosten zur Klinik von der Steuer absetzen?

Ja, die Eltern müssen sich die Dauer des Aufenthaltes und die Anzahl der Besuche von der Klinik bestätigen lassen, dann können die Aufwendungen bei der Steuererklärung Berücksichtigung finden.

❓ Bezahlen die Krankenkassen den Transport von Muttermilch in die Klinik, wenn die Mutter schon entlassen ist?

Nein, für die Bereitstellung von Nahrung hat das Krankenhaus zu sorgen, d. h. die Nahrungskosten sind im Pflegesatz des Kindes enthalten.

Allerdings sind die Kassen zunehmend bereit, Fahrtkostenanteile für das tägliche „Känguruhen" bei sehr unreifen Frühgeborenen zu übernehmen. Auch hier muss nochmals darauf verwiesen werden, dass ein Anspruch auf Fahrtkostenerstattung gegenüber den Versicherern nicht besteht.

❓ Müssen die Eltern die Leihgebühren für eine elektrische Milchpumpe und das Zubehör selbst bezahlen?

In den meisten Fällen, ja. Sind die Kinder aber sehr früh geboren worden, haben sie Fehlbildungen im Gesichtsbereich, die das Trinken erschweren oder unmöglich machen (Lippen-Kiefer-Gaumen-Spalten) oder sind andere triftige Gründe vorhanden, dann übernehmen die Kassen bei Vorlage einer ärztlichen Bescheinigung die Kosten.

❓ Unter welchen Bedingungen können die Eltern die Mehrkosten für eine Frühgeborenenspezialnahrung von der Kasse erstattet bekommen?

Die Notwendigkeit dieser Nahrungszufuhr ist durch den Neonatologen zu bestätigen. Im Regelfall gelingt es, durch adäquate, frühgeborenenspezifische Ernährung den stationären Aufenthalt deutlich zu verkürzen und damit erheblich Kosten einzusparen, denn die Behandlungs- und Pflegekosten in einer neonatologischen Abteilung sind sehr hoch und mit ca. 500–800 Euro täglich anzusetzen. Dagegen sind die Aufwendungen für die Frühchennahrung, die bis zu einem Gewicht von etwa 3500 g gefüttert werden sollte, deutlich niedriger.

Diese Argumente könnten helfen, eine finanzielle Unterstützung für die anfallenden Mehrkosten zu erhalten; eine Verpflichtung zur Kostenerstattung gibt es nicht.

❓ Welche Bescheinigungen benötigen die Eltern Frühgeborener außerdem noch?

Wurde das Kind im Alter von weniger als 37 vollendeten Schwangerschaftswochen geboren, dann hat die Mutter Anrecht auf einen verlängerten Mutterschutz, nämlich 12 Wochen anstatt 8 Wochen.

Bei Mehrlingsschwangerschaften gelten automatisch die 12 Wochen.

Für die Krankenkassen gibt es aber eine weitere Differenzierung, denn sie gehen von einer Frühgeburt im „kassentechnischen" Sinne aus. Dabei spielen das Gewicht, nämlich die Grenze von 2500 g, Unreifezeichen und zusätzlicher Aufwand bei der Pflege eine Rolle.

Die Eltern sollten sich diese Bescheinigung vom Neonatologen oder Frauenarzt ausstellen lassen (Abb. 5.**1**).

> **Ärztliche Bescheinigung für die Gewährung von Mutterschaftsgeld bei Frühgeburten**
>
> Das Kind
>
> ((Aufkleber))
>
> ist ein Frühgeborenes
>
> Begründung (Zutreffendes ankreuzen):
>
> O Das Geburtsgewicht beträgt weniger als 2500g: _____ g
>
> O Das Geburtsgewicht beträgt 2500g oder mehr, es besteht jedoch wesentlich erweiterte Pflegebedürftigkeit wegen nicht voll ausgebildeter Reifezeichen (Rumpf - Haut - Fettpolster - Nägel - Haare - äußere Geschlechtsorgane)
>
> O Das Geburtsgewicht beträgt 2500g oder mehr, es besteht jedoch wesentlich erweiterte Pflegebedürftigkeit wegen verfrühter Beendigung der Schwangerschaft. Schwangerschaftswoche:_____
>
> Bonn, den_____   _____
>   Stationsarzt/Stationsärztin
>   Stempel

Abb. 5.1 Frühgeburtenbescheinigung

❓ Heißt das, dass einer Mutter auch bei Geburt eines reifen Neugeborenen, welches allerdings nur 2000 g wiegt, der verlängerte Mutterschutz zusteht?

Ja, das trifft zu. Unter dem Aktenzeichen Az.: 5aZR 329/96 hat das Kasseler Bundesarbeitsgericht entschieden, dass Kinder mit einem Geburtsgewicht von weniger als 2500 g arbeitsrechtlich als Frühgeburt gelten.

❓ Was geschieht, wenn das Baby geboren wurde, ohne dass die 6-Wochen-Schutzfrist vor dem errechneten Termin in Anspruch genommen werden konnte?

Bei einer Frühgeburt (zuzüglich der vier Wochen wegen der Früh- oder Mehrlingsgeburt) sowie bei einer sonstigen vorzeitigen Entbindung verlängert sich nach der Geburt die Schutzfrist um den Zeitraum, der vor der Geburt nicht in Anspruch genommen werden konnte. Maximal sind sind z. B. bei einem Frühgeborenen von 32 Schwangerschaftswochen 18 Wochen Schutzfrist nach der Geburt des Kindes einzuhalten (Abb. 5.**2**).

❓ Unter welchen Bedingungen kann man nach der Entbindung eine Haushaltshilfe bekommen?

Ist die Wöchnerin nach der Entbindung nicht in der Lage, sich aufgrund gesundheitlicher Probleme um den Haushalt und das Kind zu kümmern, hat sie gar Zwillinge oder Drillinge zu Hause und ist der Ehepartner/Vater des Kindes an der Arbeitsstelle nicht abkömmlich, dann kann bei der Krankenkasse der Antrag auf Finanzierung einer Haushaltshilfe gestellt werden.

Auch eine gute Freundin kann diesen Part übernehmen.

Bei Verwandten wird allerdings nur der Arbeitsausfall und nicht die Tätigkeit als Haushaltshilfe bezahlt.

In vielen Städten ist es weniger ein Problem, die Finanzierung der Haushaltshilfe bewilligt zu bekommen, als überhaupt erst eine Haushaltshilfe zu finden.

Die interessierten Mütter und Väter sollten sich an die örtliche Diakonie, die Caritas oder das Deutsche Rote Kreuz wenden.

❓ Weshalb reagieren die Frauen während der Schwangerschaft und nach der Entbindung oft anders als erwartet?

Die Schwangerschaft ist eine Phase weitreichender hormoneller Umstellungen, die auch die psychische Situation der werdenden Mütter beeinflussen.

Sie sind manchmal launisch, man lächelt über ihre Gelüste, unmögliche Speisenzusammensetzungen zu bevorzugen, und sie verspüren gelegentlich regelrechte Abneigung gegenüber körperlicher Zuwendung.

Nach der Entbindung sind die Mütter manchmal depressiv, reagieren überschießend auf Kleinigkeiten, wie z. B. Pickel im

5.1 Tipps aus der Praxis

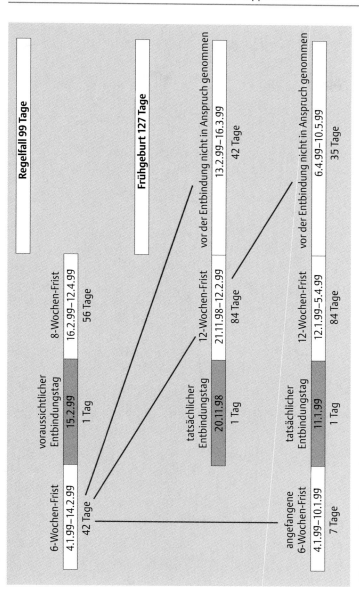

Abb. 5.2 Schutzfristen nach § 6 Abs. 1 i. V. m. § 3 Abs. 2 Mutterschutzgesetz

Gesicht des Kindes usw. oder sie können und wollen zum Beispiel ein kleines Frühgeborenes nicht auf den Arm nehmen. In solch einer Situation ist es vor allem für die Väter wichtig, mit Zurückhaltung zu reagieren, Verständnis aufzubringen und auf keinen Fall Zwang oder Druck auszuüben.

Die Situation normalisiert sich wieder, wobei sich das hormonelle Gleichgewicht erst etwa sechs Wochen nach der Entbindung wieder einstellt.

Also, die frischgebackenen Väter sollten etwas Geduld haben und versuchen, der Frau bei der täglichen Versorgung und Betreuung des Kindes unter die Arme zu greifen.

Ich selber habe es als sehr wohltuend empfunden, am Abend nach getaner Arbeit unsere Kinder zu baden und im Anschluss daran auf einer Wickeldecke mit ihnen zu spielen. Auch die abendliche Mahlzeit, einschließlich der Zubereitung, haben wir oftmals zur „Vatersache" erklärt.

❓ Was können Eltern tun, um ihr Kind vor dem plötzlichen und unerwarteten Kindstod (SID-sudden infant death) zu schützen?

Der plötzliche Säuglingstod tritt unerwartet ein, trotzdem gibt es einige Regeln die Schlafumgebung des Babys betreffend, mit denen vorgebeugt werden kann.

So sollte die Zimmertemperatur höchstens 18 °C betragen, das Kind in Rückenlage schlafen gelegt werden und ausreichend Bewegungsfreiheit (Gitterbett, offene Wiege) in luftdurchlässiger Kleidung (Schlafsack) haben. Schwere Bettdecken, Federbetten oder große Kopfkissen, aber auch Lammfelle und weiche Matratzen gehören nicht in Babys Bett. Der sicherste Platz ist im Elternzimmer, aber nicht im Elternbett. Die Eltern sollten unbedingt auf eine rauchfreie Umgebung achten, auf jeden Fall dort, wo das Baby schläft.

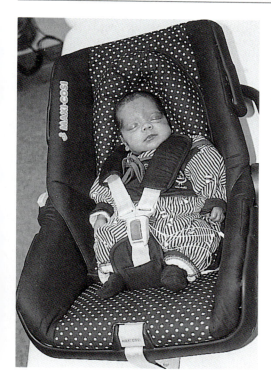

Abb. 5.**3** Frühgeborenes mit einem Geburtsgewicht von unter 1000 g unmittelbar vor der Entlassung. Das Baby ist, im Maxi cosi gelagert, für die Heimfahrt im Auto bereit.

❓ Wie kann bzw. darf man ein Baby im Auto transportieren?

Es ist gesetzlich vorgeschrieben, dass Rückhaltesysteme auch für Früh- und Neugeborene zu nutzen sind.

Im Handel werden unterschiedliche Systeme u. a. von Römer oder der Maxi cosi angeboten. Diese Sitze werden entweder auf dem Beifahrersitz entgegen der Fahrtrichtung (nicht zulässig bei vorhandenem Beifahrer-Airbag!) oder auf der Rückbank mit den Sicherheitsgurten befestigt (Abb. 5.**3**).

Wollen die Eltern eine Tragetasche nutzen, dann gibt es dazu eine Haltevorrichtung für die hintere Sitzbank, die ins Auto eingebaut werden muss.

❓ Gibt es Einschränkungen für eine Schwangere, die eine Flugreise unternehmen möchte?

Sehr umfangreiche Untersuchungen an Stewardessen in Amerika haben gezeigt, dass es auch während der Schwangerschaft keine Probleme beim Fliegen gibt.

Allerdings haben die Fluggesellschaften es nicht so gern, wenn auf einem Flug eine Geburt erfolgt. Aus diesem Grunde ist es nicht gestattet, später als mit 36 Schwangerschaftswochen den Rückflug einer Reise anzutreten.

Zu bedenken ist allerdings, dass die Strahlungsintensität in 10 000 m Höhe größer ist als auf der Erde. Ob das einen negativen Einfluss auf die Organanlage in der Frühschwangerschaft hat, ist nicht hinreichend bekannt. Trotzdem sollte eine Flugreise, und hier speziell eine Urlaubsreise, nicht unbedingt in diesem Zeitraum angetreten werden.

❓ Wann darf man mit einem Früh- oder Neugeborenen zum ersten Mal im Flugzeug fliegen?

Es gibt aus flugmedizinischer Sicht keine absoluten Kontraindikationen oder gar Flugverbote für Neugeborene oder Säuglinge.

Zu bedenken ist aber, ob ein Neugeborenes oder ein junger Säugling dem Stress eines Fluges unbedingt ausgesetzt werden muss (geringe Luftfeuchtigkeit, niedriger Luftdruck usw.).

Es empfiehlt sich, die Babys während der Start- und Landephase zu stillen oder ihnen das Fläschchen zu geben, um durch das Schlucken für einen ständigen Druckausgleich zu sorgen.

5.2 Weiterführende Literaturempfehlungen

Frühgeborene – Von Babys, die nicht warten können, Steidinger, J., Uthicke, K. J.: Rowohlt, 1995

Das Stillbuch, Lothrop, H.: Kösel, 1996

Stillen und Muttermilchernährung, Voss, Grützmacher, Pfahl, Bundeszentrale für gesundheitliche Aufklärung, 1993

Ich bekomme ein Baby – Wegweiser für Schwangerschaft und Geburt, Nees-Delaval, B.: Falken, 1995

Schwangerschaft und Geburt, Kitzinger, S.: Kösel, 1995

Hoffnung für eine Handvoll Leben – Eltern von Frühgeborenen berichten, Rinnhofer, H.: Harald Fischer, 1995

100 Fragen zum Frühgeborenen, König-Krist, S.: Goldmann, 1995

Zu früh ins Leben? Was alle Eltern über Risikogeburt und Frühgeburt wissen sollten, Brüggemann, J.-H.: Trias, 1993

Versorgung von Frühgeborenen in Deutschland, Herausgegeben durch: Gesellschaft für Neonatologie u. päd. Intensivmedizin, Berufsverband das Frühgeborene Kind Deutsche Gesellschaft für Perinatalmedizin, ECOMED, 2001

Drillinge – Nie mehr Langeweile – zwei Mütter berichten; Sabine Flottmann u. Sabine Fritsche, Vektor-Verlag 2003

Mutterschutzgesetz; Elterngeld und Elternzeit – Bundesministerium für Familie, Senioren, Frauen und Jugend, Publikationsverband der Bundesregierung, Postfach 481009, 18132 Rostock

5.3 Adressen und Telefonnummern

Mehrlingstreff
Willich-Schiefbahn e. V.
Vorsitzender: Bernhard Just
Tel. 02154/428858

Initiative DoppelPack
Sigrid Lühn
Am Scheidweg 24
50765 Köln
Tel. 0221/5906839

3-linge
Bettina Kreuzer
Tel. 02257/4349

Bund zur Förderung
Sehbehinderter e. V.
Hahnbrunner Str. 46
67659 Kaiserslautern
Tel. 0631/76488

Bundesvereinigung
Lebenshilfe für geistig
Behinderte e. V.
Raiffeisenstr. 18
35043 Marburg
Tel. 06421/4910

Deutsche Gesellschaft zur
Förderung der Gehörlosen
und Schwerhörigen e. V.
Veit-Stoß-Str. 14
80687 München
Tel. 089/588848

Stiftung für das behinderte
Kind zur Förderung von
Vorsorge und Früherkennung
Gartenstr. 179
60596 Frankfurt/M.
Tel. 069/637109

Stiftung „Hilfswerk für
Behinderte Kinder"
Wielandstr. 4
53173 Bonn
Tel. 0228/8310

Dachverband
„Das frühgeborene Kind" e. V.
Von-der-Tann-Str. 7
69126 Heidelberg
Tel. 06221/32345
Förderverein für Früh-
und Risikoneugeborene
„Das Frühchen e. V."
Postfach 2964
53019 Bonn

Gesellschaft von
Kinderkliniken zur Prävention
des Plötzlichen Säuglingstodes
und zur Erforschung des
Schlafes e. V. (GEKIPS e. V.)
Klinik für Kinder- und
Jugendmedizin
Evangelisches Krankenhaus
Nordenwall 22
59065 Hamm
Tel.: 02381/5893475

Gemeinsame Initiative
Plötzlicher Säuglingstod
Nordrhein-Westfalen e. V.
(GEPS-NRW e. V.)
Postfach 410109
48065 Münster
Tel.: 0251/862011

„Der bunte Kreis e. V.",
Stenglinstr. 2,
86156 Augsburg

Initiative Regenbogen
„Glücklose Schwangerschaft"
e. V.
Kontaktkreis für Eltern,
die ein Kind vor, während
oder kurz nach der Geburt
verloren haben
Hauptgeschäftsstelle
Barbara Künzer-Riebel
Burgstr. 6
75614 Schorndorf
07181/21275

5.4 Einige Internetadressen

www.babyraum.de
www.fruehgeborene.de
www.selbsthilfe-forum.de
www.saling-institut.de
www.nic-pic.de
www.bunter-kreis.de
www.doppelpack.org
www.bmfsfj.de

Sachverzeichnis

A

Abholdienst 53
Abort s. Fehlgeburt
Absaugen 27, 54
Abschied, Geschwister 103
Airbag 113
Akupunktur 18
Amnioninfektionssyndrom 46
Antibiotika, Nebenwirkung 72
Antibiotikabehandlung 46 f., 84
– Enterokolitis 86 f.
– Frühgeborenes 70 ff.
Anti-D-Antikörper 3 f.
Anti-D-Immunglobulin 3 f.
Antikörper 3 f.
Antikörpersuchtest 3 f.
Apgar-Schema 26 f.
Apnoe 83, 96
Apnoe-Bradykardie-Syndrom 83
Atemhilfe 73, 79, 84
– Beendigung 83
Atemnotsyndrom 73
– schweres 75
Atemspende 96
Atemtätigkeit, Überwachung 56
Augenhintergrund 101
– Veränderung 76
Auto, Rückhaltesystem 113

B

Bad, erstes 61
Baden 58
Beatmung 73, 80, 84
– Beendigung 83
– Dauer 79
– Indikationsstellung 77
– Komplikation 80
– Wirkung auf die Lunge 77
Beatmungsgerät 73, 78
– Ablehnung 79
– Entwöhnung 83
Behinderung 106
Bekleidungsordnung 62
Beratung, genetische 105
Bereichskleidung 62
Bescheinigung 108
Besuchsregel 60 f.
– eingeschränkte 62
– Frühgeborenes 62
Betreuung, während der Geburt 21
Bewegungsstörung 91, 100
Bilirubin 35 f.
Blasensprung 10
– früher 10
– vorzeitiger 15
Blut 1
– Antikörper 3
Blutarmut 1, 68
– Vorbeugung 67
Blutbild 1
Blutfarbstoff, roter 1
– Frühgeborenes 67
Blutflussgeschwindigkeit, Messung 82
Blutgerinnung 7
Blutgruppenbestimmung 3
Blutkörperchen, weißes, s. Leukozyt
Blutspende, Verwandte 69
Bluttransfusion 68
– Risiko 68 f.
Blutung
– Mädchen 38
– während der Schwangerschaft 5, 7
Blutuntersuchung 67
Blutvergiftung, bakterielle 70
Blutverlust 67

Blutvolumen, Frühgeborenes 67
Bradykardie 83
Brutkasten 53, 56

C

Casemanagement 99
Celestan 14
Cerclage 13

D

Darmdurchbruch 87
Desinfektion, Hand 62
Diabetes mellitus s.
  Zuckerkrankheit
Diphtherie 44, 97
Ductus arteriosus Botalli, offener 80 f.
– Behandlung 82 f.
– Diagnose 81 f.
Dysplasie, bronchiopulmonale 77 f.

E

Ehrlichkeit gegenüber den Eltern 91
Elektroenzephalogramm 85
Eltern-Kind-Kontakt 93
Elternverein 106
Entbindung 19
– ambulante 17, 22
– Anwesenheit des Vaters 19
– Möglichkeit 17
– Situation, psychische 110
Entbindungsabteilung 9
Enterokolitis 86 f.
Entlassung, Klinik 36, 40 f.
– Untersuchung 95
Epilepsie 7
Erblindung 76
Erstuntersuchung s. U1
Erythrozyt 68

F

Fahrtkosten, Steuer 107
Fehlgeburt 3, 104

Fiebermessung 41, 101
Flugreise 114
Fluor 28, 30, 66
Fötus 5
– Ultraschallbild 5 f.
Formelnahrung 32
Frauenarzt 13
– Besuch 1
Frühförderung 106
Frühgeborenennahrung 64 ff.
– Kostenerstattung 108
Frühgeborenenverein 91
Frühgeborenes 23, 49 ff., 56 ff., 63, 113
– Beatmung 56
– Behandlungsintensität 53
– Blutuntersuchung 67
– Entlassung 94
– Infektion 70
– Mahlzeit 64
– Nachbetreuung 99 f.
– nach der Geburt 52, 54
– Rooming-in 29
– sehr kleines 49
– – Beatmung 56
– – Fütterungsbeginn 86
– – Geburtsklinik 16
– Transfusion 68
– Trinken 63
– Überlebensaussicht 72
– Überwachung 92
– Verlegung 92
– Versorgung 16
Frühgeburt 11
– Bescheinigung 108 f.
– Häufigkeit 49
– Hinweis 11
– kassentechnisch 108
– Mutterschutz 109, 111
– Risikofaktor 15
– Ursache 11 f.
– Verhinderung 13
Frühschwangerschaft 1, 4, 114
Füttern 58
– Frühgeborenes, sehr kleines 63

G

Geburt 17 ff.
- Beginn 17
- Frühgeborenes 52
- Schmerzbekämpfung 18
- schnelle 53

Geburtsgewicht
- Bedeutung 49
- durchschnittliches 50

Geburtshilfe 10
Geburtsklinik 9, 15 f.
- Besuch 57

Geburtsplanung 9
Geburtstermin 19, 100
- errechneter 11
- wahrscheinlicher 4

Geburtsurkunde 105
Geburtsvorbereitungskurs 8
Gehirn 88 f.
Gelbes Heft 23 f.
Gelbsucht s. Hepatitis B; s. Neugeborenengelbsucht
Gelbwert s. Bilirubin
Gestationsdiabetes 9
Gesundheitszustand 52
Gewichtszunahme 101
- Neugeborenes, gesundes 34

H

Hämoglobin s. Blutfarbstoff, roter
Hämophilus influenzae Typ B s. HiB-Impfung
Hand, Desinfektion 62
Haushaltshilfe 110
Hebamme 17, 22, 101
- Adresse 102
- ambulant tätige 18
- Betreuung 19, 30, 102

Hepatitis B 38, 44, 97
Herzmassage 96
Herztätigkeit, Überwachung 56
Hexenmilch 38
HiB-Impfung 44, 97
Hirnblutung 75, 88 ff., 91, 100
- Prognose 88

Hirnflüssigkeit 88
- Ableitung 88

Hirnstrombild 85
Hören, Ungeborenes 9
Hormonumstellung 110
Höschenwechseln 58
Hydrozephalus s. Wasserköpfchen

I

Ibuprofen 82
Impfberatung 98
Impfkalender 42 f., 97
Impfpass, internationaler 38 f., 98
Impfung
- Abfolge, zeitliche 45
- Diphtherie 44, 97
- Empfehlung 41
- Frühgeborenes 97
- Hepatitis B 38, 44, 97
- HiB 44, 97
- Keuchhusten 44, 97
- Kinderlähmung 44, 97
- Kombination 44
- Kontraindikation 98
- Tetanus 44, 97
- Vorgehen 97

Indomethazin 82
Infektion 12, 84
- Beginn 12
- bei der Mutter 69
- Frühgeborenes 69 f.
- Genitaltrakt der Frau 3
- Hirnhaut 70
- Neugeborenes 41
- Säugling 41
- Schutz 61 f.

Infusion, Anlegen 56
Inkubator s. a. Transportinkubator 56
Intensivpflegeplatz 55

K

Kaiserschnitt 19
- Art der Narkose 20
- Frühgeborenes 57

- Häufigkeit 21
Känguruhen 58 f., 93, 107
Kardiotokogramm 20
Keuchhusten, Impfung 44, 97
Kinderarzt, Anwesenheit 35
Kinderkrankenpflege
- ambulante 102
- Einrichtung 99
Kinderlähmung, Impfung 44, 97
Kindstod s. Säuglingstod, plötzlicher
Koordinationsstörung 91, 100
Kopfumfang 50
Körperlänge 50
Kortison 15, 78
Krampfanfall 45, 84, 100
- Behandlung 85
- Prognose 85
- Ursache 85
Krampfleiden, s. Epilepsie
Krankengymnastik, Säugling 101
Krankenkasse, Kostenübernahme
- Muttermilch 107
- Spezialnahrung 99
Kreißsaal 8, 19

L

Lebenshilfe 106
Lebensmittelverzicht 8
Lebensqualität 102
Lebensverlängerung, künstliche 102
Leukozyt 3
Liquor s. Hirnflüssigkeit
Lunge
- Frühgeborenes 14
- kindliche, Anpassungsstörung 46
- Surfactantgabe 75
- unreife, Umbauprozess 77
Lungenblutung 75
Lungenentzündung 46 f.
Lungenfunktion 14
Lungenreifebehandlung 10, 14 f.
Lungenspritze 14

M

Mahlzeit 64
Medikamente
- nach der Geburt 28
- während der Schwangerschaft 7
Mehrlingsschwangerschaft 108
Meningitis 70
Milchpumpe, Leihgebühr 107
Monitorüberwachung 95
- Dauer 96
- Geräteauslieferung 95
- Zeitpunkt 97
Mutter-Kind-Kontakt 25, 37, 93
Mutterkuchen s. Plazenta
Muttermilch 32, 65, 98
- Transport 107
- überschüssige 65
- Vitamin D 66
Muttermund, Verschluss 13
Mutterpass 1 f.
Mutterschutz
- bei Frühgeburt 109, 111
- verlängerter 108 f.
Myelomeningozele 5

N

Nabel-pH 27
Nachbetreuung
- Frühgeborenes 99 f.
- neurologische 100
Nachsorge, Neugeborenes 36
Nachuntersuchungsprogramm 91
Nahrung 32
- Dauersondierung 64
- Frühgeborenes 64
- hypoallergene 33
- Spezialnahrung 98
- - Kostenerstattung 108
Nahrungskarenz 87
Nahrungsmenge, Neugeborenes 34
Neonatologe 14, 52 f.
Neugeborenenexanthem 36
Neugeborenengelbsucht 30, 35
Neugeborenes
- Erkrankung 8
- Infektion 41

– reifes 23 ff.
– Spaziergang 40
– Zustand 26
Notfallmaßnahme 96

O

Obduktion 105

P

Patientenbetreuung 99 f.
Periduralanästhesie 18
Perinatalzentrum (PNZ) 16
Pertussis s. Keuchhusten
Phenobarbital 85
Phototherapie 36 f.
Plazenta 5, 17, 23
Pneumothorax 80
Poliomyelitis s. Kinderlähmung

R

Rauchen 34
Regelblutung, Ausbleiben 1
Retinopathie 76, 101
– Behandlung 76 f.
Rhesusfaktor, negativer 3
Risikogeburt 21
Risikoschwangerschaft 15
Rooming-in 29
– Ausschluss 29
Rückhaltesystem, Auto 113

S

Sauerstoff 83
– Indikationsstellung 77
– Wirkung auf die Lunge 77
Sauerstoffbehandlung 76
– Nebenwirkung 76
Sauerstoffmangel 72, 83, 86
– Vermeidung 84
Sauerstoffsättigungsabfall 71, 83

Sauerstoffversorgung 27, 72, 83
– Möglichkeit 72 f.
Saugdrainage 79
Säuglingsgymnastik 101
Säuglingspflegekurs 8
Säuglingstod, plötzlicher 96, 112
Säurewert der Scheide 12
Schlafumgebung, des Babys 112
Schwerpunktklinik 15, 21, 53
Schwangerschaft 1 ff., 4, 8
– Ende, frühzeitiges 69
– frühe 8
– Situation, psychische 110
Schwangerschaftsreaktion 37
Schwangerschaftstest 1
Schwangerschaftsunterbrechung 3
Sechsfach-Impfung 97
Selbsthilfegruppe 106
Sepsis 70
Silbernitratlösung 28
Spezialnahrung 98 f., 108
Spinalanästhesie 20
Sterbeurkunde 104 f.
Stillen 32, 36 f.
– Anlegen, sofortiges 25
– Anleitung 33
– Problem 33
– Stress 32
Stoffwechseluntersuchung 30
Stress 12, 32
Surfactant 14, 74, 83
Surfactantmangel 72
Surfactantpräparat 74
Surfactanttherapie 74
– Nebenwirkung 75

T

Tandemmassenspektrometrie 30
Teespülung 64
Temperaturschwankung
  s. Fiebermessung
Tetanus, Impfung 44, 97

Tod 103
- Bewältigung 105 f.
- Formalität 104
Todgeburt 104
Transfusion, Frühgeborenes 68
Transportinkubator 53 f.
Trinkschwäche 63

U

U1 23
- Ziel 25
U2 28 ff., 66
U3 28, 40, 45, 66
Überleben, Chance 52
Übertragung 23
Ultraschalluntersuchung 1
- Anzahl 4
- Entwicklung des Fötus 5
- Fehlbildung 4 f., 9
- Gehirn 89
- Herz 82
- Hüfte 30 f., 40
- Niere 30 f.
Ungewissheit 91
Untersuchungsheft, Kind,
 s. Gelbes Heft
Unterzuckerung 45, 54

V

Vater, frischgebackener 112
Verlegung, intrauterine 53
Verwandtenblutspende 69
Vitamin A 8
Vitamin-B_6-Mangel 85
Vitamin D 28, 30
- Frühgeborenes 66
Vitamin K 7, 28, 30
- Frühgeborenes 65 f.
Vorsorgeuntersuchung 23

W

Wasserköpfchen 88, 90 f.
Wehen 13
- Hemmung 13
Wiegen 40
Wöchnerin
- Entlassung aus der Klinik 35
- Nachbetreuung 22
- Versorgung des Kindes 31

Z

Zärtlichkeit, Austausch 58
Zuckerkrankheit 45